MARBLES: THE BRAIN STORE

MIT GARTH SUNDEM

BRAIN!

EIN TAG IM LEBEN UNSERES GEHIRNS

BOOKS4SUCCESS

This translation published by arrangement with Three Rivers Press, an imprint of the Crown Publishing Group, a division of Penguin Random House LLC

Covergestaltung: Johanna Wack
Herstellung: Daniela Freitag
Gestaltung und Satz: Bernd Sabat, VBS-Verlagsservice
Übersetzung: Irene Fried
Lektorat: Egbert Neumüller
Druck: CPI books GmbH, Leck, Germany

ISBN 978-3-86470- 453-6

Bibliografische Information der Deutschen Nationalbibliothek:
Die Deutsche Nationalbibliothek verzeichnet diese Publikation in der Deutschen Nationalbibliografie; detaillierte bibliografische Daten sind im Internet über <http://dnb.d-nb.de> abrufbar.

BÖRSEN MEDIEN
AKTIENGESELLSCHAFT

Postfach 1449 • 95305 Kulmbach
Tel: +49 9221 9051-0 • Fax: +49 9221 9051-4444
E-Mail: buecher@boersenmedien.de
www.boersenbuchverlag.de
www.facebook.com/boersenbuchverlag

INHALT

TEIL 2

DER TAG

ARBEIT, DENKVERMÖGEN UND WILLENSKRAFT

TEIL 3

DER ABEND

GESUNDHEIT, FAMILIE, LIEBE UND FREIZEIT

EINFÜHRUNG

Die Marimba hatte stets einen beruhigenden Klang – Textilschlägel auf Holzstäben, perfekt geeignet, um das Prasseln von Regentropfen in Waldseen zu imitieren. Dann entschied das iPhone, diese Töne zu seinem Standard-Signal zu machen. Und nun sorgt die Marimba dafür, dass alle Pendler in einem Zug hektisch in ihren Jackentaschen kramen und nachsehen, ob sie gemeint sind.

Sie können dieses Buch als Ihre Marimba sehen. Es ist Zeit, aufzuwachen, Ihr Gehirn auf Touren zu bringen und die Schleier der Gewohnheit, Wahrnehmungstäuschung und Irrationalität zu lichten, die Ihre Neuronen zwischen Ihnen und der Realität ausbreiten. Aufzuwachen ist aber lediglich der Anfang. Ab der Sekunde, in der die Marimba erklingt, bis zu dem Zeitpunkt, in dem Sie Ihre Augen für die Nacht schließen (und darüber hinaus!), beurteilen Sie die Außenwelt, die Innenwelt, treffen eine Wahl und Entscheidungen. Sie planen, wie Sie kleine Ziele erreichen können, zum Beispiel wie Sie rechtzeitig zur Arbeit kommen. Sie behalten größere Ziele im Auge, wie beispielsweise ein guter Elternteil oder Partner zu sein. Und das alles mitten in einer Welt voller Ablenkungen und Versuchungen. In jedem einzelnen Moment eines jeden Tages haben Sie die Möglichkeit, Ihr Gehirn im Guten wie im Schlechten einzusetzen. Sie können die Gelegenheit nutzen, die Dinge zu rocken oder aber alles zu vermasseln. Ganz gleich, wie es ausgeht, Ihnen bleibt die Chance, zu lernen.

Denn die Sache ist die: Irgendwo gibt es jemanden, der jedes noch so winzige Mosaikteilchen im Tagesablauf unseres Gehirns erforscht hat. Angefangen vom Multitasken über den allmorgendlichen Kaffee bis hin zum Ausnutzen des Dämmerzustands vor dem Einschlafen für blitzartige Einsichten – irgendwo schwirrt ein promovierter Weißkittel herum oder wahrscheinlicher ein Doktor in Jeans und T-Shirt, der weiß, wie es besser geht. In diesem Buch werden die besten wissenschaftlichen Auffassungen zusammengetragen, wie man die Nutzung des Gehirns am besten maximieren kann, geordnet nach Situationen, die im Tagesverlauf vorkommen und in denen diese Fähigkeiten wahrscheinlich zum Einsatz kommen. Einige Einträge sind interessante Fakten, mit denen Sie in Gesprächen bei einem Teller Rohkost glänzen können. Andere bieten Erkenntnisse oder einen neuen Blickwinkel auf die Dinge und warum Sie etwas tun. Wieder andere unterstützen Sie mit kleinen Maßnahmen oder Übungen, sodass Sie Ihr Gehirn nutzen können, um die Herausforderungen des Tages und Ihres Lebens besser meistern zu können.

„Ein Tag im Leben unseres Gehirns" – mit diesem Buch bringen Sie auf unterhaltsame Art Licht in die dunklen Ecken Ihres Gehirns, die ansonsten nur von Hirnnerven durchdrungen werden. Und Sie können die Möglichkeit erkunden, wie Sie mit wachsender Kenntnis des Gehirns ein besseres Leben führen können.

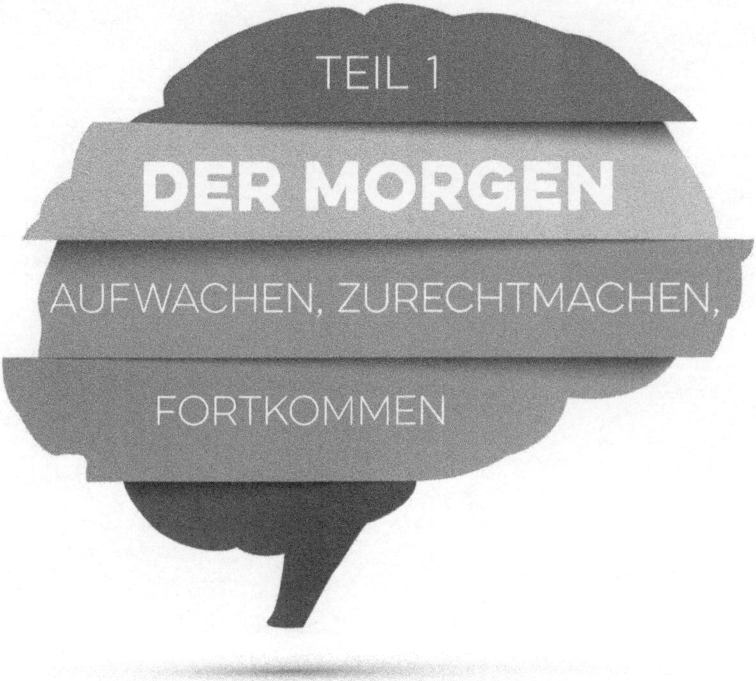

TEIL 1

DER MORGEN

AUFWACHEN, ZURECHTMACHEN, FORTKOMMEN

ERKENNTNISSE ODER ENERGIE: SOLLTEN SIE DIE SCHLUMMERTASTE DRÜCKEN?

Von Hirnströmen haben Sie sicher schon gehört; hier erfahren Sie, wie sie funktionieren. Stellen Sie sich vor, die 86 Milliarden Neuronen in Ihrem Kopf wären Grillen. Zirpt eine Grille, passiert nicht viel. Schließlich hilft Ihnen der Ruf einer einzelnen Grille nicht dabei, sich eine Tasse Kaffee einzugießen oder sich an eine schlagfertige Antwort zu erinnern. Die Grillen in Ihrem Gehirn ziehen auch nicht ihr eigenes Ding durch. Nein, sie stimmen sich so aufeinander ab, dass sie die rhythmische Dissonanz einer lauen Sommernacht hervorbringen.

Grillen synchronisieren sich in unterschiedlichem Takt. Im Schlaf „zirpen" die neuronalen Grillen im Gehirn langsamer, als wenn man wach ist. Die Hirnströme, die von Ihren zirpenden Neuronen erzeugt werden, sind – wie in einer lauen Sommernacht – das Hintergrundrauschen, vor dem andere Dinge stattfinden. Alles, was Sie tun oder denken, geschieht – wenn Sie wach sind – vor dem Hintergrund eines Musters, der Betawellen. Im Tiefschlaf hingegen sind es die Deltawellen. Würde man genau hinhören, würden Betawellen einem hohen Zirpen ähneln. Deltawellen könnte man hingegen mit Grillen vergleichen, die eine Gruppe Orchesterbässe zum Klingen bringt. Zwischen diesen beiden Mustern, den Betawellen für die Aufmerksamkeit und den

Deltawellen für den Tiefschlaf, liegen Alphawellen für die wache Entspannung und die Thetawellen des Leichtschlafs.

Die Synchronizität Ihrer neuronalen Grillen erzeugt somit eine Vielzahl von Gehirnwellenmustern, und jede Gehirnwelle ist mit einem bestimmten Schlaf- beziehungsweise Aufmerksamkeitsstadium verbunden. Diese Grillen durcheinander zu bringen und sie zu zwingen, das von Ihnen gewünschte Muster zu zirpen, ist der Zweck eines Weckers. Selbstverständlich bleibt Ihnen eine allerletzte Verteidigungsstrategie gegen die Diktatur Ihres Weckers: die Schlummertaste! Allerdings ist der erste Platz auf der Liste der menschlichen Verlockungen heiß begehrt – vom Wunsch, auf die Schlummertaste zu hauen, dem Bedürfnis, während des Fahrens Facebook zu checken, oder dem übermächtigen Drang, die Mückenstiche auf dem Knöchel zu kratzen. Stellt sich eine Frage: Sollten Sie dem nachgeben?

Nein, sollten Sie nicht. Warum? Wenn Sie den Wecker von vornherein fünf, zehn oder 15 Minuten später gestellt hätten, bräuchten Sie ihn vielleicht gar nicht. Wenn Sie das Schlummertasten-Ritual aufgeben, können Sie etwas länger schlafen. Diese wenigen Minuten könnten ausreichen, damit das Gehirn von allein den natürlichen Wachzustand erreicht, ohne ins eiskalte Wasser geworfen zu werden – in Form Ihres Weckers. Behalten Sie Ihre regelmäßige Schlafroutine bei, wird Ihr Körper genau wissen, wann er den letzten Durchgang durch das sogenannte N1-Schlafstadium erreicht hat. Sie wachen auf, anstatt den Schlafzyklus noch einmal zu durchlaufen. Wenn Sie in diesen 15 Minuten, die Sie mit der Schlummertaste verschwenden, in das letzte N1-Stadium kommen könnten, ginge es Ihrem Gehirn und Ihrem Körper besser, da Sie diese Zeit für echten Schlaf nutzen könnten, anstatt sie im Dämmerschlaf zu vergeuden.

Andererseits spricht etwas dafür, in dieser N1-Übergangsphase zwischen Alpha- und Thetawellen zu verharren. Überkam Sie plötzlich, überfallartig, eine Idee? Hat Sie eine Erkenntnis je wie ein herabfallendes Klavier getroffen? Wann war das? Unter der warmen Dusche oder mitten in der Nacht? Der Grund ist folgender: Ein auf einem Kissen von Thetawellen dahingleitendes Gehirn ist besonders empfänglich für Erkenntnisse – ob nun entspannt unter der Dusche oder während des N1-Schlafs im Grenzbereich zwischen Alpha- und Thetawellen: Sie bereiten Ihr Gehirn darauf vor, Nachrichten aus dem Jenseits zu empfangen. Ob Sie sich nun zwischen zwei Schlafzyklen in einer N1-Phase befinden oder an einem regnerischen Tag schielend aus dem Fenster starren ... *Bumm!* Die Erkenntnis ist da (und zeigt sich in Ihrem Gehirn wie eine Explosion hochfrequenter Gamma-Wellen).

Wenn Sie also mehr Energie brauchen, dann vergessen Sie die Schlummertaste. Arbeiten Sie auf einen regelmäßigen Schlafzyklus hin, der Sie natürlich aufwachen lässt. Benötigen Sie hingegen Erkenntnisse, sollten Sie versuchen, über die Schlummertaste auf dem schmalen Grat zwischen Thetawellen und Alphawellen zu surfen – der Linie, die Schlafen und Wachen voneinander trennt. Womöglich fließt die Gewissheit der Erkenntnisse in Ihr Gehirn und erhellt das, was bislang hartnäckig verhangen war.

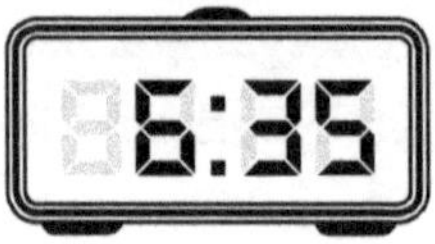

DER UNTERSCHIED ZWISCHEN SCHLAFEN UND WACHEN

Wieso sind wir hier? Sind wir allein im Universum? Was ist das Bewusstsein? Wieso verbreiten sich Katzenbilder wie ein Lauffeuer auf Facebook? Eine zufriedenstellende Antwort gibt es nur auf eine dieser Fragen, nämlich auf die Sache mit dem Bewusstsein. Und sie erklärt, was genau passiert, wenn Sie morgens in Ihren Körper zurückkehren.

Das Verständnis dafür erwächst aus der langen Forschungstätigkeit von Francis Crick (dem berühmten Entdecker der DNA) und Christof Koch am Allen Institute for Brain Science in Seattle. Den Ausgangspunkt bildete für sie eine einfache Frage: Gibt es einen Bereich des Gehirns, der bei allen Aufgaben des Bewusstseins aufleuchtet? Wenn diese sensorischen, motorischen und kognitiven Dinge Kreise in einem Venn-Diagramm wären, wo würden sie sich überschneiden?

Gefunden haben sie das Claustrum, eine einen Millimeter dicke Schicht von Neuronen, die die beiden Gehirnhemisphären voneinander trennt. Alle Säugetiere besitzen eines. Und es ist mit allen wichtigen Akteuren in Ihrem Schädel verbunden, einschließlich des präfrontalen Kortex, des akustischen Kortex, des optischen Kortex (auch Sehrinde), des primär-motorischen Kortex, des prämotorischen Kortex und vieler anderer Funktionsbereiche. Also machten sich Crick und Koch daran, den Claustra von Menschen Stromschläge zu versetzen, um zu überprüfen, ob sich das in irgendeiner Form auf ihr Bewusstsein auswirken würde. Selbstverständlich haben sie das nicht wirklich getan! Aufgrund von besorgniserregenden Aspekten wie Ethik und Moral kann man nicht einfach das Gehirn von Menschen wegbrutzeln und abwarten, was geschieht. Das heißt, außer unter sehr besonderen Umständen.

Zu diesen Umständen zählt die Behandlung von Epilepsie. Bei einem epileptischen Anfall zündet ein Bereich des Gehirns fehl, sodass Elektrizität in umgebendes Gewebe „durchsickern" kann und im Gehirn zurückprallt wie die Kugel eines Revolverhelden am Brustkorb, – gelegentlich mit ebenso verheerenden Konsequenzen. Zur Therapie von Fällen schwerer und lähmender Epilepsie erkunden Ärzte auf der Suche nach der Ursache das Innere des Gehirns von wachen Patienten. Und können manchmal die Symptome durch die Einführung eines komplexen elektrischen Schrittmachers heilen oder zumindest lindern. Die Sache ist nur die: Epilepsie kann so ziemlich überall im Gehirn sitzen. Ihre Quelle zu finden setzt bisweilen eine langwierige Suche voraus.

Genau diese Aufgabe übernahmen Mohamad Koubeissi und seine Kollegen bei einer 54-Jährigen, die an einer wie sie es nannten „hartnäckigen Epilepsie" litt. Im Jahr 2014 erschien in der Fachzeitschrift *Epilepsy and Behavior* eine Studie, in der das Team berichtet, was aufgrund einer elektrischen Stimulation während einer sogenannten Kartierung geschah, bei der sie zufällig im Claustrum dieser Frau herumstocherten. „Die Stimulation der claustralen Elektrode resultierte reproduzierbar in einer vollständigen Hemmung von volitionalem Verhalten, Unempfänglichkeit und Amnesie ohne negative motorische Symptome oder bloßer Aphasie", war dort zu lesen. Auf Deutsch heißt das, als Koubeissi dem Claustrum dieser Frau einen Stromschlag versetzte, wurde sie ohnmächtig. Drehten sie den Saft ab, war sie sofort wieder bei Bewusstsein. Während der Hirnkartierung müssen Patienten üblicherweise laut vorlesen oder eine andere Aufgabe erfüllen, die das Gehirn beansprucht. Denn so erkennen Ärzte, welchen Einfluss Stromschläge auf die Funktion haben. In dem vorliegenden Fall hörte die Patientin auf, zu lesen und auf ihr Operationsteam zu reagieren, sobald Koubeissi ihr Claustrum mit hochfrequenten elektrischen Impulsen bedachte, und ihr Körper glitt allmählich in einen Zustand tiefster Entspannung. Hörten die Signale auf, öffnete sie die Augen und konnte weiterlesen.

Koubeissi nannte das Claustrum in einem Artikel in *Forbes* den „Schlaf-Schalter" und zog das Drehen des Zündschlüssels in einem Auto als Vergleich heran. Das Wissen um den Unterschied zwischen Schlafen und Wachen, Bewusstsein und Unterbewusstsein steckt noch in den Kinderschuhen, und Gelegenheiten, etwaige Erkenntnisse zu überprüfen, gibt es nicht allzu häufig. Das Tolle ist: Nun, da wir den Sitz und die Funktion des menschlichen Bewusstseins zu verstehen beginnen, könnte die Voraussetzung geschaffen werden, nicht nur die Wurzeln des eigenen Bewusstseins zu ergründen, sondern dieses Bewusstsein auch zu reproduzieren. Den Unterschied zwischen Schlafen und Wachen im Gehirn zu kennen könnte es uns ermöglichen, „Aufmerksamkeit" künstlich herzustellen.

Versprecher

Neben diesem *bedeutenden* Bewusstseinsschalter existieren kleine Entgleisungen des Bewusstseins – wenn Sie Ihren kompetenten Freund beispielsweise als „wahre *Schlammgrube* an Informationen" bezeichnen. Oder wenn *Spaghetti* zu *Pasketti* werden. Das erste nennt sich Malapropismus (hier vertauscht man die Bedeutung), das zweite Metathese (hier werden Laute verwechselt). Achten Sie heute auf diese beiden.

DEN VERSTAND MIT DER MACHT DES NEUEN WECKEN

Wenn Sie aufwachen, ist Ihrem Gehirn langweilig. Nur weil Sie morgens die Augen geöffnet haben, heißt das nicht, dass im Hinterstübchen etwas los ist. Durch Studien ließ sich belegen, dass selbst dann, wenn Bereiche im primären optischen Kortex Dinge aufnehmen, Ihr Gehirn sich dessen nicht bewusst sein mag. Ihr Gehirn kann den physischen Input des „Sehens" haben, ohne das Sehen bewusst wahrzunehmen.

Dasselbe gilt fürs Hören, Riechen, Schmecken und Berühren: Sobald man sich an etwas gewöhnt, hört man auf, es zu erkennen. Wenn Sie in der Nähe eines Flughafens wohnen, hören Sie womöglich keine Flugzeuge mehr. Leben Sie nahe einer Papierfabrik, riechen Sie eventuell keinen erhitzten Zellstoff mehr. Dass Kratzen den Juckreiz verstärkt, liegt zum Großteil an dem durch das Kratzen erzeugten Bewusstsein. Ohne die zielgerichtete Aktion, Ihren Fingernagel über die juckende Stelle zu reiben, gewöhnt man sich an das beißende Gefühl, das schlussendlich in den unbemerkten Hintergrund Ihres Gehirns tritt. Durch das Kratzen wird das Gefühl erneuert und Sie bemerken es von Neuem.

Morgens bekämpfen Sie mit der Brutalität eines Weckers also nicht nur ein eventuell vom Schlaf strapaziertes Gehirn, sondern auch die eintönige Gewöhnung, die durch acht Stunden der Gleichförmigkeit in Ihrem Schlafzimmer eingetreten ist. Wenn Sie also aufwachen möchten, geben Sie Ihren Sinnen etwas Neues zu tun. Das kann ein neuer Gedanke sein – denn ebenso wie Sie nachts nicht einschlafen können, wenn in Ihrem Kopf Gedanken an Ihre nächste große Erfindung oder die Idee zu Ihrem Buch umherschwirren, so kann es hilfreich sein, sich morgens als Allererstes interessante, fesselnde, kreative Gedanken zu machen, um die Erschöpfung des leeren Gehirns auszutreiben. Wie wäre es, wenn Sie Ihr Gehirn mit einer interessanten Idee in Gang bringen, die in einem auf dem Nachtkästchen aufgeschlagenen Notizbuch steht?

Vielleicht können Sie Ihr Gehirn aber auch dazu zwingen, mit etwas Neuem umgehen zu lernen. Dazu reicht wahrscheinlich schon ein Skateboard oben an der Treppe. Etwas weniger Extremes wäre, Ihren Radiowecker auf einen unbekannten Sender einzustellen oder in ein System zu investieren, das Ihren Riechkolben beim Aufwachen mit einem neuen Duft traktiert, damit Ihr Gehirn auf Sendung geht und aus den Dingen schlau zu werden beginnt.

Zu guter Letzt sollten Sie auch die Macht der Vorfreude in Betracht ziehen. Lässt sich Ihr Gehirn mehr davon motivieren, was es gezwungenermaßen zurücklassen soll (nämlich das warme Bett), als von dem Wunsch nach dem, was es erwartet (nämlich einen hektischen Morgen, einen Tag voller Arbeit …), könnte es sich gegen das Aufwachen sträuben. Anstatt den Verlust Ihres Bettes zu betrauern, suchen Sie sich etwas, dem Sie entgegenfiebern können. Selbst wenn es nur Kaffee ist. Viel Kaffee.

Aufwachen mit … Stress!

Wenn Sie morgens kein neuer Gedanke wecken kann, keine sensorische Erfahrung und nichts, dem Sie freudig entgegensehen … dann versuchen Sie es mit Stress. Eine Studie mit englischen Beschäftigten des öffentlichen Dienstes zeigte, dass Menschen dank des durch Stress induzierten Cortisolspiegels im Gehirn früh aufstehen konnten, um arbeiten zu gehen. Allerdings hat diese Form etwas von schwarzer Magie: Zu viel stress-induziertes Cortisol baut im Laufe der Zeit das Gehirn ab.

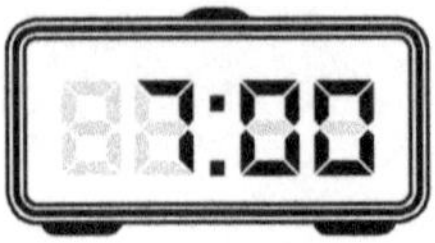

FRÜHER VOGEL ODER NACHTEULE?

Sie wissen es, ich weiß es, wir alle wissen es. Die Sache mit dem „frühen Vogel" oder der „Nachteule" – das alles stimmt nur in den Köpfen von Menschen, die sich gerne Late-Night-Shows ansehen oder aber die 90 Minuten Ruhe am frühen Morgen lieben, bevor die Kinder aufstehen. Auch die Wissenschaft bestätigt: Es *passiert* alles im Gehirn. Was nicht heißt, dass es nicht real ist. Beispielsweise erzeugen Menschen, die sich als Frühaufsteher betrachten, den chemischen Zustand des „Wachseins" schneller als Menschen, die sich als Nachteulen sehen. Dabei steht das Cortisol im Zentrum der Aufmerksamkeit – eine Stunde nach dem Aufwachen weisen Morgenmenschen höhere Cortisol-Konzentrationen im Speichel auf als Nachteulen. Selbst dann, wenn Nachteulen und Morgenmenschen von genau derselben Schlafdauer und Schlafqualität berichten.

Und noch etwas Interessantes: Laut dem National Center for Education Statistics (NCES – Nationales Zentrum für Statistiken im Bildungsbereich) beginnt an den staatlichen Highschools in den USA der Unterricht durchschnittlich um 7.59 Uhr. Wahrscheinlich haben Sie schon gehört, dass dieser Unterrichtsbeginn für Teenager grausam ist. Und wenn man sich die Gehirne von jungen Menschen anschaut, sieht man auch, warum. Neben dem

Bereich des Teenager-Gehirns, in dem unverständliche SMS-Abkürzungen gespeichert werden, und einem weiteren Bereich, der hyperaktiv die Übersicht darüber behält, wie man es bewerkstelligt, heiß auszusehen, sorgt eine wahre Flut von Kriterien dafür, dass das frühe Aufstehen nicht nur lästig, sondern geradezu diabolisch grausam für Menschen ist, die unter der Krankheit leiden, zwischen zwölf und 18 Jahren alt zu sein.

Der Gnade des Biorhythmus sind wir alle ausgeliefert. Unabhängig davon, wie viel oder wenig wir geschlafen haben, unser Gehirn will schlafen, wenn es dunkel wird, und aufwachen, wenn es hell wird. Wir kennen zwei Arten, wie der Biorhythmus den Menschen schläfrig macht: durch eine Zunahme des Hormons Melatonin und durch das Absinken der Körpertemperatur. Nimmt man die beiden zusammen, gewinnt man ein ziemlich genaues Bild, wann der Körper schlafen gehen will.

Und die Funktionen Melatoninspiegel rauf und Körpertemperatur runter passieren im Körper eines Jugendlichen später als bei normalen Menschen. Das ist das erste Warnzeichen der wahren Flut. Das zweite ist, dass Teenager – laut der Vereinigung amerikanischer Kinderärzte American Academy of Pediatrics (AAP) – mehr Schlaf benötigen als ältere oder jüngere Menschen. Etwa achteinhalb bis neuneinhalb Stunden Schlaf pro Nacht. Wenn also ein Teenager mit größerem Schlafbedürfnis bis 23 Uhr physiologisch beim Einschlafen blockiert wird, aber um 7 Uhr morgens aufstehen muss, um es bis zur 8-Uhr-Glocke in die Schule zu schaffen, dann bleibt ihm nur eins: mittels einer Zeitmaschine zu versuchen, an genügend Schlaf zu kommen. Dabei ist das jugendliche Gehirn so verdrahtet, dass es zur Impulsivität neigt. Und wenn man jetzt noch chronischen Schlafmangel hinzufügt, erhält man – wieder laut AAP – ein Rezept für Depression, Adipositas, schlechte Prüfungsergebnisse und im Grunde ein Szenario direkt aus einem dieser postapokalyptischen Romane, die die Kids heutzutage alle lesen.

Wären da nicht der Tagesablauf von Erwachsenen, der es *einfach* macht, die Kids um 8:00 Uhr in der Schule zu haben, und das Bedürfnis der Teenager, spätestens um 16:00 Uhr daheim vor dem Fernseher zu sitzen, würde jeder vernünftige und mitfühlende Mensch den Schultag später beginnen lassen – sagen wir frühestens um 9.00 Uhr.

Nun ist es gut möglich, dass sich in Ihrem Gehirn ein Teenager verbirgt. Unabhängig von Ihrem Alter. Sprich, es wäre unfair zu sagen, *alle* Erwachsenen könnten früh aufstehen, während es für *alle* Teenager das Beste wäre, bis spät in die Nacht wach zu bleiben. Das sind nur die groben Pinselstriche – Ihre eigene Erfahrung mag davon abweichen. Wenn Sie morgens einfach nicht aufwachen können, kann es durchaus sein, dass Ihr Gehirn Sie zu einer Nachteule machen möchte.

Frühaufsteher zu sein hat gleichwohl so manchen Vorteil. Studien belegen, dass Frühaufsteher im Allgemeinen stabiler, verantwortungsvoller, verträglicher und optimistischer sind. Doch dann stellt sich immer noch die alte Frage nach der Henne oder dem Ei: Macht einen die Tatsache, dass man Frühaufsteher ist, zu einer verträglicheren Person? Oder sind verträgliche Personen zufällig Frühaufsteher? Was ich sagen will: Wenn Sie so verdrahtet sind, dass Sie eine Nachteule sind, und früh aufwachen in der Hoffnung, dass Sie aus sich einen optimistischen, verträglichen Menschen machen, dann macht Sie das vielleicht nur zu einer unglücklichen, unter Schlafentzug leidenden Nachteule. Ihr Gehirn lässt sich nicht an Ihr Leben anpassen. Aber vielleicht könnten Sie Ihr Leben an Ihr Gehirn anpassen? Können Sie, wenn Sie eine Nachteule sind, Ihre Bedürfnisse akzeptieren und ein bisschen länger schlafen? Sie könnten versuchen, Ihrem Arbeitgeber zu erklären, dass in Ihrem Kopf das Gehirn eines Teenagers lebt. Sollte das keine gangbare Option sein, könnten Sie sich fragen, wie Sie Ihren Morgen auf eine Weise gestalten können, dass die Nachteule in Ihnen etwas länger im Bett bleiben darf.

Melatonin gegen den Jetlag?

Der Biorhythmus stellt sich beim Essen ein. Auf null zurücksetzen lässt sich der Biorhythmus, indem man vorher zwölf bis 16 Stunden fastet, das belegte eine Harvard-Studie. Wachen Sie anschließend auf und essen etwas, geht Ihr Körper wieder online, als wäre es die ganz normale Uhrzeit zum Aufstehen, unabhängig davon, um wie viel Uhr Sie tatsächlich aufwachen. Sie können Ihren Melatoninspiegel aber auch austricksen. Eine Studie im *British Medical Journal* brachte folgenden Nachweis: Nimmt man vor Reisebeginn ein Melatonin-Ergänzungsmittel über drei Tage lang zu genau der Zeit ein, zu der man am Zielort schlafen gehen wird, kann dies bei der Anpassung an den Jetlag helfen.

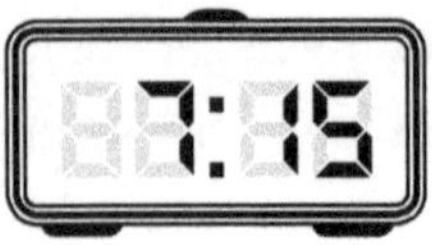

FRÜHSTÜCKEN – DAS LIEBT IHR GEHIRN

Ihr Gehirn wird mit reinem, hochoktanigem Zucker betrieben, mit viel Zucker. Auch wenn das Gehirn nur etwa zwei Prozent der Körpermasse ausmacht, verbraucht es etwa 20 Prozent der gesamten Körperenergie. Diese Glucose durchdringt die Blut-Hirn-Schranke und gelangt so in die Gehirnzellen und anschließend in die kleinen unabhängigen Organellen mit Namen Mitochondrien, die in diesen Zellen vorhanden sind. Dort wird die Glucose, durch einen Citratzyklus oder Krebs-Zyklus genannten Prozess, in die elementare Zellenergie ATP (Adenosin-Triphosphat) verwandelt. Woran Sie sich heute womöglich noch aus dem Biologie-Unterricht in der Schule erinnern. In jedem Fall kann Ihr Gehirn Glucose nicht speichern und braucht, wie ein Kolibri, eine regelmäßige Infusion. Nimmt man Zucker zu sich, bewirkt die Glucose im Gehirn eine Eruption, die anschließend wieder abklingt, ähnlich wie die Modellraketenantriebe der Firma Estes. Isst man dagegen überhaupt nicht … Nun ja, der Körper kann zwar einen Teil der Fettressourcen umwandeln, damit das Gehirn nicht völlig verschrumpelt, aber das ist nicht gerade ideal.

Das soll so viel heißen wie: Ihr Gehirn braucht ein ordentliches Frühstück. Ob es um theoretisches Wissen aus Büchern, Entscheidungen, Verarbeitungsgeschwindigkeit, Gedächtnis oder

Willenskraft geht, wenn Sie Ihr Gehirn nicht versorgen, wird es Sie bestrafen. Dass ein hungerndes Gehirn so ziemlich bei jeder Aufgabe, die vorstellbar ist, im Vergleich zu einem gut genährten Gehirn unterdurchschnittlich abschneidet, belegen zahlreiche Studien. Wenn wir es genau nehmen, übertreffen Gehirne, die ein Frühstück mit einem niedrigen glykämischen Index bekommen, sogar Gehirne an Leistung, die ausschließlich zuckerhaltige Lebensmittel bekommen. So zeigte eine in der Zeitschrift *PLoS ONE* veröffentlichte Studie mit 290 Kindern, dass Kids, die ein Frühstück auf Reisbasis mit einem niedrigen glykämischen Index zu sich nahmen, ein größeres Volumen der grauen Substanz und sogar einen höheren IQ hatten als Kinder mit einer hauptsächlich auf Brot basierenden Ernährung, die einen hohen glykämischen Index aufweist. Und als britische Forscher 29 Schulkinder verglichen, die Cheerios, glucosehaltige Getränke beziehungsweise gar kein Frühstück zu sich genommen hatten, fanden sie heraus, dass die Gruppen mit glucosehaltigen Drinks und keinem Frühstück bei kognitiven Tests, die am späten Morgen stattfanden, mit wehenden Fahnen untergingen.

FRÜHSTÜCK FÜRS GEHIRN

Ja: Herkömmliche Haferflocken, Vollkorntoast, Rosinenkleie, Grapefruit

Nein: Instant-Haferflocken, Bagels, zuckerhaltige Cerealien, Apfelsaft, Rosinen

Quelle:Harvard Medical School, Glykämischer Index für 100+ Nahrungsmittel

Damit soll nicht gesagt sein, dass etwas Zucker ein ganz furchtbarer Nervenzellen-Killer ist, den man meiden sollte wie das Quecksilber in Meeresfrüchten. Tatsächlich hat man feststellen können, dass ein *bisschen* Zucker als guter Muntermacher am Morgen funktioniert. Möglicherweise ist das auch der Grund dafür, dass sich rund um den Erdball verschiedene Esskulturen entwickelt haben, die tendenziell etwas mehr Süße im Frühstück verarbeiten als in Mittag- oder Abendessen (zum Beispiel sirupgetränkte Pancakes und zwei Stückchen Zucker im Kaffee). Es ist wie mit der alten Redewendung über die große Klappe: Hat man nur eine große Klappe (Zucker) und nichts dahinter (keine Nahrungsmittel mit niedrigem glykämischen Index), könnte die morgendliche Wachheit ziemlich kurzlebig sein. Wenn Sie schon eine große Klappe haben, wäre es in puncto Frühstück besser, auch das Nichts mit dem niedrigen glykämischen Index zu integrieren.

Frühstücken = Abnehmen

Wenn Sie wenigstens das Frühstück auslassen, verlieren Sie Gewicht, richtig? Falsch. Selbst wenn Sie nun alle sozioökonomischen und demografischen Faktoren beibringen, die Ihnen einfallen und worin sich Frühstückende und nicht Frühstückende unterscheiden, so gilt: Menschen, die nicht frühstücken, weisen durch die Bank häufiger einen hohen Body-Mass-Index (BMI) auf. Von der US-amerikanischen Behörde für Lebensmittel- und Arzneimittelsicherheit (FDA) genehmigte klinische Studien haben gezeigt, dass die *Verschreibung* von Frühstück die Gewichtsabnahme fördert. Aber wie hilft das Essen beim Abnehmen? Auf einfache Art und Weise. Denn das Frühstück ermöglicht es Ihrem Gehirn, den ungesunden Snacks im Verlaufe des Tages zu widerstehen. Wenn Sie dünn sein möchten, dann beginnen Sie damit, auf dem Teppich zu bleiben: Frühstücken Sie!

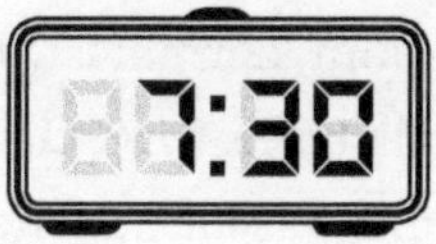

MORGEN! PANIK! MULTITASKEN!

Frühstück machen. Pausenbrote einpacken. Haustiere füttern. Nachwuchs zurechtmachen. Ehepartner zurechtmachen. Sich selbst zurechtmachen. E-Mails checken. Welthungerproblem lösen. Mehr Kaffee trinken. Nachdenken. Sich anziehen. Daran denken, Milch zu kaufen. Den Nachmittag planen.

Am Morgen herrscht Hochbetrieb. Was man allerdings niemals nicht tun darf: sich morgens nur auf eine Sache konzentrieren. Stattdessen ist morgens Multitasking angesagt. Manchen von uns fällt das leichter als anderen …

Tatsächlich existiert sogar ein medizinischer Begriff, mit dem jene von uns beschrieben werden, die nicht über die Fähigkeit verfügen, mehrere Aufgaben parallel zu erledigen. Er lautet *strategy application disorder.* Das ist eine Art Dysfunktion des Frontallappens, die sich beim Menschen laut den im Jahr 2000 in der Zeitschrift *Psychological Research* veröffentlichten Forschungsergebnissen von Paul Burgess als „Desorganisation, Zerfahrenheit und Schwierigkeiten bei der Planung und der Entscheidungsfindung im Alltag trotz normaler Leistung bei traditionellen neuropsychologischen Tests“ zeigt. Nehmen Sie sich einen Moment Zeit, um das zu verarbeiten. Dieser liebenswerte Mensch in Ihrem Leben, der bis auf die Tatsache, dass er keinesfalls mehr als eine Sache gleichzeitig tun kann, normal ist, könnte ein Gehirn haben, das anders geartet ist als Ihres. Ihr/e Liebste/r könnte biologisch so programmiert sein, die Wäsche zu falten, dafür zu sorgen, dass das Meerschweinchen nach seinem Auslauf wieder ins Haus gebracht wird oder über das Wetter nachzudenken. Nur eben nicht alles gleichzeitig. Sie würden sich nie über jemanden mit einer Gehirnerschütterung lustig machen. Und Sie sollten auch nicht Ihre/n Monotasking-Liebste/n verspotten. Wenn doch, sind Sie ein schlechter Mensch.

Am anderen Ende des Spektrums befindet sich eine Personengruppe, die kürzlich als *Supertasker* identifiziert wurde. Laut einer Studie des Psychologen David Strayer von der Universität von Utah aus dem Jahr 2014 unterscheidet sich das Supertasking-Gehirn ebenso sehr von den meisten Gehirnen wie das Monotasking-Gehirn. Nur zwei Prozent aller Menschen verfügen über Bereiche im anterioren cingulären sowie posterioren frontopolaren präfrontalen Kortex, die es uns ermöglichen, viele Dinge parallel zu machen. Wir übrigen 98 Prozent können zwar hinsichtlich IQ und anderer Punkte den gleichen Intellekt vorweisen wie Supertasker, aber wenn wir Aufgabe B zu Aufgabe A hinzufügen, brauchen wir länger und schneiden schlechter ab, als wenn wir uns auf Aufgabe A konzentriert und anschließend vollständig auf Aufgabe B eingelassen hätten.

Der Trick erfolgreichen Multitaskings besteht nicht, wie man vielleicht erwarten könnte, darin, seinen Kopf zweizuteilen, wobei jede Hälfte jeweils die Überwachung und Fertigstellung einer anspruchsvollen Aufgabe übernimmt. Der Trick liegt vielmehr darin, die Aufmerksamkeit Ihres Gehirns so schnell von einer Aufgabe auf die andere zu schalten, dass es so *wirkt*, als würden Sie zwei Dinge gleichzeitig tun. Man beginnt mit dem Scheinwerfer auf Aufgabe A, schwenkt dann das Licht zu Aufgabe B, um sich dann so schnell hin und her zu bewegen, dass es scheint, als könnten Sie beides gleichzeitig ausleuchten. In der Psychologie nennt man diese Erscheinung *Aufgabenwechsel*.

Wechselt man von einer anspruchsvollen Aufgabe zu einer anderen, dauert es eine gewisse Zeit, bis man sich orientiert – man bezahlt eine Zeit- und/oder Sorgfaltsstrafe, und beide Aufgaben leiden. Sofern man kein Supertasker ist. Umstritten ist, ob man das Gehirn tatsächlich insofern verändern kann, dass man sich von einem durchschnittlichen Aufgabenbewältiger zu einem Supertasker entwickelt. Allerdings gibt es ein paar Regeln, die Sie beim Simulieren unterstützen. Hier sind vier Punkte, durch die Sie Ihre Multitasking-Fähigkeit verbessern können:

1. Wenn man kognitiv anspruchsvolle Aufgaben zu weniger kognitiv beanspruchenden abändern kann, ist die Strafe, die man beim Kombinieren zahlt, geringer. Logisch: Wenn das Einpacken der Pausenbrote zum Automatismus wird, können Sie das erledigen und nebenher ein Omelett braten. Muss man hingegen über die Pausenbrote nachdenken, reduziert das die Fähigkeit, sich über das Omelett Gedanken zu machen. Indem man eine anspruchsvolle Aufgabe automatisiert, verringert man die Inanspruchnahme der Aufmerksamkeit und hat so mehr Kapazität für eine zweite (und dritte und vierte …) Aufgabe übrig.
2. Suchen Sie sich Aufgaben, die entlegene Bereiche des Gehirns beanspruchen. Beispielsweise eine motorische Aufgabe wie das Wenden des Omeletts zusammen mit einer kognitiven Aufgabe, etwa daran zu denken, welches Kind welchen Snack mag. Sind zwei Tätigkeiten in Ihrem Kopf nur weit genug voneinander entfernt, ist es fast, als würden Sie nicht zwei Dinge gleichzeitig tun.
3. Üben Sie, Aufgaben im Kopf zu „fixieren“. Wenn Sie sich beispielsweise daran erinnern können, bei welchem Schritt des

Omelett-Backens Sie aufgehört haben, können Sie lernen, an genau diesen Punkt zurückzukehren. Und das, ohne die „Wechsel-Strafe“ zu bezahlen, die ansonsten bei Ihrer Neuorientierung fällig geworden wäre. Üben Sie das Aufsagen „Ich schneide Zwiebeln“ oder „Wenn ich zurückkomme, werde ich Käse hinzufügen“, bevor Sie sich der anderen Aufgabe zuwenden. So sollte es Ihnen leichter fallen, später erneut zum Omelett zu wechseln.

4. Lagern Sie die Überwachung aus, die Ihnen sagt, *wann* Sie zu welcher Aufgabe wechseln müssen. Wenn Sie sich beim Pausenbrote-Schmieren Gedanken machen, wann das Omelett gewendet werden muss, werden die Pausenbrote drunter leiden. Der Kunstgriff hier heißt *Task Cueing* oder zu Deutsch Aufgaben-Hinweisreiz: Stellen Sie Ihre Küchenuhr, die Sie daran erinnert, wann das Omelett bereit zum Wenden ist (die Ihnen den Hinweis gibt, wann Sie die Aufgaben wechseln müssen). Möchten Sie Ihre/Ihren unter einem Strategieanwendungssyndrom leidende/n Liebste/n anspornen, könnte der Aufgaben-Hinweisreiz wie eine kontinuierliche Erzählung fungieren, die diese Person daran erinnert, was sie zu einem bestimmten Zeitpunkt tun sollte. Versuchen Sie es: Ihr/e Liebste/r wird Ihnen dafür danken.

Multitasking-Training

Wenn Sie ein bisschen an Ihrer Multitasking-Fähigkeit arbeiten möchten, suchen Sie online nach dem Ausdruck „Aufgabenwechsel“. Es finden sich Spiele wie der Trail Making Test, der Wisconsin-Card-Sorting-Test und der Farb-Wort-Interferenztest nach Stroop. Diese Spiele zwingen Sie im Grunde, flink zwischen Regelwerken zu wechseln und gleichzeitig Ablenkungen zu widerstehen. Trainiert man den Aufgabenwechsel, sorgt das für ein wendiges Multitasken.

DIE (UMGEKEHRTE) MACHT POSITIVEN DENKENS

Es ist Morgen und die Möglichkeiten des Tages liegen vor Ihnen. Was möchten Sie heute erledigen? Oder worauf möchten Sie heute wenigstens hinarbeiten? Sind es Dinge wie Abnehmen, einen Arbeitsplatz finden, sich von einer Verletzung erholen oder ein Date ergattern? In all diesen Fällen zeigen Untersuchungen: Je mehr man sich ein positives Ergebnis vorstellt, desto *weniger wahrscheinlich* ist es, dass man es erreicht.

„Positives Denken täuscht unseren Verstand dahingehend, dass wir annehmen, das Ziel schon erreicht zu haben, wodurch unsere Bereitschaft abflaut, es weiterzuverfolgen", schreibt Gabriele Oettingen, Professorin für Psychologie an der Universität New York, in einem Artikel für die *New York Times*. Beispielsweise bat sie Studenten, darüber zu schreiben, wie eine glückliche Woche für sie aussehen würde. Als sie die Probanden am Ende der Woche testete, stellte sich heraus, dass die Studenten sich weniger energiegeladen fühlten und weniger erledigt bekamen als Studenten, die von einer realistischen Woche geschrieben hatten.

Dasselbe gilt für die positiven Affirmationen, die Stuart Smalley in der Fernsehshow *Saturday Night Live* empfahl. Denn Studien zeigen, dass sie das genaue Gegenteil von dem bewirken, was sie beabsichtigen. Offenbar kann der Blick in den Spiegel und die

Selbstbestätigung, dass man gut genug und beliebt ist, die Einstellung aktivieren, dass man in der Tat nicht gut genug ist und man nicht eben nicht beliebt ist. Das Gehirn weiß, wann man sich selbst beweihräuchert. Und wenn die positive Affirmation, die Bejahung, zu weit entfernt von der Realität ist, in der Sie leben (was Ihrem Gehirn bekannt ist), dann deprimieren positive Selbstgespräche mehr als dass sie aufbauen.

Andererseits gibt es da noch das Gegenteil zu dieser scheinbar trostlosen Wissenschaft des positiven Denkens: den Optimismus. Optimisten schneiden bei Tests besser ab, verfügen insgesamt über eine bessere geistige Gesundheit und leben länger. Oettingen zeigt auf, dass der Unterschied zwischen positivem Denken und Optimismus darin liegt, dass das eine auf *Fantasie*, das andere hingegen auf *Erwartung* beruht. In ihrer berühmten Studie mit übergewichtigen Frauen, die abzunehmen versuchten, maß sie deren Erwartungen, irgendwann ihr Zielgewicht zu erreichen, sowie ihre Fantasien, ihr Zielgewicht auf magische Weise zu erreichen. In diesem Fall ähnelt das Wort *Erwartung* sehr dem *Optimismus* – Gutes für die Zukunft vorherzusagen; und die Frauen in Oettingens Studie, die gute Dinge erwartet haben, haben diese auch erreicht. Bei Frauen jedoch, die sich vorstellten, eines Morgens magischerweise dünn aufzuwachen, war die Wahrscheinlichkeit geringer, dass sie ein Jahr später an Gewicht abgenommen hatten.

Fragen Sie heute Morgen nach Ihren Zielen. Was erwarten Sie, was malen sie sich aus? Wenn die Streifzüge Ihres Verstands zu weit von der Realität entfernt sind, bleibt es wahrscheinlich bei diesen Fantasien. Schaffen Sie es hingegen, Ihren Optimismus so zu erden, dass Ihr Gehirn tatsächlich das Erreichen des Ziels erwartet, kann es die Karotte vor der Nase sein, die Sie in Richtung Ihres Ziels zieht.

Ich schaff das, ich schaff das ...

Positive Selbstgespräche haben auch ihre Berechtigung. Studien über Pfeilwerfen und Ausdauertraining zeigen, dass sich die Leistung erhöht, wenn man sich das Mantra „Ich schaffe das, ich krieg das hin" vorsingt. Achten Sie aber darauf, dass sich positive Selbstgespräche auf Handlungen und nicht auf die Selbstwahrnehmung beziehen. Selbstgespräche können Sie dazu zwingen, das beste Ergebnis zu visualisieren und Handlungen zu verbessern. Die Selbstwahrnehmung hingegen lässt sich nicht so leicht austricksen.

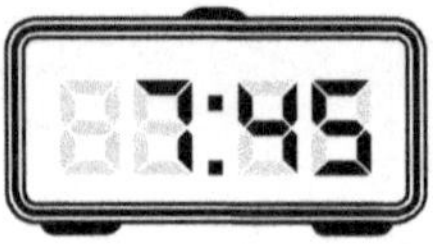

SO PLANEN SIE IHREN TAG

Planungstechnisch beginnt der Morgen bei null. Mit welcher Hausaufgabe wird Ihr Zweitklässler nach Hause kommen? Wann werden Sie die Sachen aus der Reinigung holen? Haben Sie heute Zeit für etwas Sport? Und wenn ja, sollten Sie Ihre guten Laufschuhe einpacken oder die Ersatz-Turnschuhe? Wann kriegen die Hunde ihren Auslauf, damit sie nicht nach Plüschtieren suchen, die sie zerfleddern und im Garten verteilen können, solange Sie bei der Arbeit sind? Wer wird die Kinder abholen? Oder sollten sie mit Schlafsack und Zahnbürsten bewaffnet in die Schule gehen, damit man sie morgen abholen kann? Die Liste ist endlos, und es ist eine Wunderleistung des Gehirns, dass einige der Pläne, die Sie morgens schon geschmiedet haben, tatsächlich wie geplant ablaufen.

Die Fähigkeit der erfolgreichen Planung hängt von den sogenannten *exekutiven Funktionen* ab, die sich in einem kleinen Teil Ihres Frontallappens befinden. Morgens nutzen Sie Ihre exekutive Funktion, um einen Blick in die Zukunft zu werfen – Sie stellen sich die Zukunft vor, wie Sie sie haben wollen, entwickeln Optionen für Verhaltensweisen, die diese Zukunft erschaffen könnten, und entscheiden sich letztlich für die günstigste Option, die Sie von Ihrem jetzigen Standort in diese idyllisch erträumte Zukunft bringt (in der alle glücklich, mit Essen versorgt, sauber, erzogen, trainiert, bereichert und um 20.30 Uhr im Bett sind).

Ohne exekutive Funktion können Sie nicht in die Zukunft sehen, Sie können nicht planen. Stattdessen werden Sie impulsiv, verhalten sich so, wie es sich vielleicht im Moment lohnt, langfristig aber schlecht wäre. Kurz gesagt, ohne exekutive Funktion werden Sie zum Teenager: unbesonnen und unfähig, Entscheidungen zu treffen, die sich im Nachhinein als gut erweisen. Teenies haben eine gute Ausrede, da der präfrontale Kortex, in dem die exekutive Funktion und ihre Fähigkeit des Vorausplanens zu finden sind, erst mit Mitte 20 vollständig ausgebildet ist. Technisch gesehen, „stutzt" das Teenager-Gehirn noch die Bahnen zurecht, die die exekutive Funktion effizienter machen. So oder so bedeutet das, wenn man sich auf die großartige Reise seiner Teenagerjahre begibt, liegen alle Möglichkeiten der exekutiven Funktion noch vor einem. Schon möglich, dass die Idee, mit einem Skateboard vom Dach zu fahren, während eine süße Braut zuschaut, ziemlich gut klingt. Vielleicht ist es auch okay, die Freundin stehen zu lassen, um bei einem Konzert mit dem echt heißen Typen eine flotte Sohle aufs Parkett zu legen. Das Teenagerhirn hat diese Möglichkeiten noch nicht weggestutzt. Die Fähigkeit, in die Zukunft zu sehen, um Konsequenzen vorauszusehen, ist noch nicht fest verankert. Daher kann der Teenie nicht planen. Er kann nicht die gewünschte Zukunft visualisieren, Strategien entwickeln, die ihn dorthin bringen, und diejenige aussuchen, die am wahrscheinlichsten von A nach B führt. Erst einmal muss der Teenie alle Synapsen loswerden, die an Nebenstraßen entlang und um Kreisverkehre herum führen. Diese nervtötend ineffizienten Synapsen, die aus Teenagern die Stars der überwiegenden Mehrheit der „Fail"-Videos auf YouTube macht.

Die einzige Entschuldigung, die Sie also beim Planen der Einzelheiten Ihres Tages am heutigen Morgen haben, ist, dass Sie versäumt haben, Ihren präfrontalen Kortex zu benutzen. Der

Schlüssel für eine erfolgreiche Planung ist, Ihr zukünftiges Ich in die Verantwortung zu nehmen – sich morgens vorzustellen, dass Sie den Tag im Nachhinein betrachten. Was werden Sie sich wünschen, getan zu haben? Studien über das Einkaufen zeigen beispielsweise, wenn man sich bewusst vorstellt, dass das zukünftige Ich die Verantwortung trägt, dann kaufen die Menschen gesündere Nahrungsmittel ein. Eine weitere Lektion, die man aus Studien übers Planen lernen kann, ist, dass die einzige Möglichkeit, sich wirklich zu verbessern, in der Übung besteht: Durch das Planen allein wird man lediglich im Planen besser. Beginnen Sie damit, sich bewusst zu machen, was funktioniert und was nicht. Lassen sich das Abholen der Kleidung aus der Reinigung und das Besorgen des Hundefutters auf dem Nachhauseweg wirklich kombinieren? Können Sie tatsächlich in der Mittagspause mit den Hunden laufen gehen, damit sie das Haus nicht völlig zerfetzen? Im Grunde ist es wie beim Teenager-Gehirn. Je mehr ineffizienter Nervenbahnen Sie sich entledigen, die dafür sorgen, dass Ihre Kinder beim Fußballtraining stehen gelassen werden und die Hunde auf ihren Auslauf warten, desto weniger wird Ihre Fähigkeit, den Tag erfolgreich zu planen, *misslingen*.

Trainieren Sie Ihren Körper, trainieren Sie das Gehirn

Eine in der Zeitschrift *Science* veröffentlichte Studie aus dem Jahr 2011 trägt alle Strategien zusammen, die nachgewiesenermaßen die exekutiven Gehirnfunktionen verstärken. Darunter findet sich Erwartetes, wie beispielsweise computer-basiertes Gehirntraining. Aber es sind auch Dinge wie Aerobic-Übungen und Achtsamkeitstraining enthalten. Es scheint, als ergäbe ein effizienter Körper einen effizienten Geist; zumindest, wenn es um die Beherrschung der exekutiven Funktion des Planens geht.

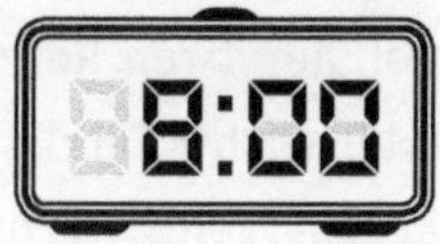

DAS PROBLEM MIT DEN RÄTSELN

Brauchen Sie zum Aufwachen morgens eine Tasse Kaffee und ein Sudoku? Oder lösen Sie das Kreuzworträtsel der *USA Today* oder der *New York Times* im Zug? Glückwunsch! Dann sind Sie wahrscheinlich sehr gut im Lösen von Sudokus oder Kreuzworträtseln! Also, wenn Ihr Alltag davon abhinge, Zahlen oder Buchstaben in Gitternetzen unterbringen zu können, dann wären Sie bei all dieser Übung um Einiges besser dran als andere. Ansonsten nicht. Ihre Geübtheit mit Rätseln mag Ihr Vertrauen in die Fertigkeiten Ihres Gehirns erhöhen, und ebenso wie eine Zuckerpille wird jedes Placebo, an dessen Wirksamkeit Sie glauben, höchstwahrscheinlich funktionieren. Nur anders als der Placebo-Effekt sind Ihre Knobel-Kompetenzen kaum mehr als einfache Taschenspielertricks.

Der Grund dafür liegt im sogenannten *Transfer* – lassen sich die zur Lösung eines Puzzles benötigten Fertigkeiten des Gehirns auf die Kompetenzen für Ihr Leben transferieren? Und inwieweit lässt sich das Gehirn-Puzzletraining transferieren? Leider ist Ihr Gehirn verdammt schlecht darin, die Lektionen aus geübten Fertigkeiten auf eine andere Fertigkeit zu übertragen, unabhängig davon, wie eng diese miteinander verwandt sind. Erinnern Sie sich noch an das Computerspiel Tetris? Bei diesem Spiel fallen Blöcke vom Himmel und man muss sie so stapeln, dass sie in vollständigen Reihen ineinander passen. Ob Sie es nun glauben oder nicht: Tetris wurde als Test für räumlich-visuelle Fähigkeiten ziemlich intensiv untersucht, insbesondere (wie Sie sich vielleicht vorstellen können) als Test für die Rotation von Figuren beziehungsweise der Fähigkeit des Geistes, sich vorzustellen, wie etwas auf die Seite oder auf den Kopf gedreht aussieht.

Sehen wir uns das Gehirntraining mit Tetris einmal genauer an. Die Erkenntnisse daraus sind ziemlich repräsentativ für jede Art von Denksportaufgabe. Als Erstes der Hoffnungsschimmer: Viele Studien zeigen nach einem Tetris-Training Veränderungen im Gehirn, insbesondere eine verminderte Aktivität in den Frontal- und Parietalbereichen des Gehirns (Stirn- und Schläfenlappen), die mit mentalen Rotationsaufgaben in Verbindung stehen. Mit anderen Worten: Nach dem Tetris-Spiel können Sie diese Figuren im Kopf effizienter rotieren, und es wird weniger Gehirnleistung beansprucht, sich ihr Aussehen nach der Drehung vorzustellen. Wie cool ist das denn! Um eine echte physische Veränderung im Gehirn festzustellen, braucht es lediglich zwölf Stunden Tetris-Training.

Und mit diesem Training können Probanden besser längs einparken, Gepäckstücke besser in das Gepäckfach eines Flugzeugs packen, Tiefkühlkost besser im Gefrierfach arrangieren und Plastikboxen mit Festtagsschmuck besser in die Garage räumen. Können sie nicht. Überhaupt nicht. Das Tetris-Training ist so präzise auf Tetris ausgerichtet, dass Sie noch nicht einmal Formen besser rotieren können, die im Spiel nicht vorkommen. Und wenn Tetris-trainierte Menschen diese Formen in ihrem Kopf drehen, dann im Uhrzeigersinn, genauso wie im Spiel.

Und die Moral von der Geschichte? Tetris macht Sie besser bei Tetris. Und Sudoku macht Sie besser bei Sudoku. Selbst das Kreuzworträtsel macht Sie besser im Kreuzworträtseln (obwohl es im Falle von Kreuzworträtseln einige Hinweise dafür gibt, dass man im *Prozess* der Erinnerung besser wird, also buchen wir das einmal auf das Konto „vielleicht"). Daraus ist zu lernen, jedes Puzzle, das man löst, macht einen ausschließlich besser bei diesem Puzzle.

Leider! Und es besteht wirklich keinerlei Hoffnung, das Gehirn morgens bei einem Käffchen zu vergrößern? Kann man sich nicht zu glücklicheren, zahlreicheren Neuronen rätseln? Eigentlich schon, und der Trick ist auch noch simpel: Während man sich beim konstanten Lösen einer Rätselart in eben dieser Rätselart verbessert, fordert das Erlernen einer *neuen Art* das Gehirn nachhaltig dazu auf, sich Neues zusammenzureimen. Wenn Sie also eines aus diesem Buch mitnehmen sollten, dann, dass ständig Neues auszuprobieren gut für das Gehirn ist. Sobald Sie verstanden haben, wie das mit dem Sudoku funktioniert, ist es Zeit, es hinter sich zu lassen. Haben Sie verstanden, wie Tetris läuft, ist es Zeit, weiterzuziehen. Es ist der Prozess, Neues zu erlernen, der Ihrem Gehirn den Umgang mit den wirklich wichtigen Dingen im Leben leichter macht, nicht die routinierte Praxis der Dinge, die Sie schon verstehen.

Heute Morgen: Ein rätselhaftes Rätsel

Suchen Sie sich für den heutigen Morgen zu Ihrer Tasse Kaffee oder für Ihre Bahnfahrt eine Rätselart aus, die Sie noch nie zuvor probiert haben. Vielleicht versuchen Sie herauszufinden, was es mit diesem Nord-Süd-Ost-West-Brückenrätsel in der Morgenzeitung auf sich hat? Oder suchen Sie online nach „Brückenrätsel"; Sie werden eine neue Art von Rätseln finden, die in Japan sehr beliebt sind, die Sie aber vielleicht noch nie zuvor gesehen haben. Dann nehmen Sie sich eine Stunde, einen Tag oder eine Woche Zeit – so lange eben, wie Sie benötigen, um die Anweisungen zu verstehen und sich mit einigen der Feinheiten wohlzufühlen. Ab diesem Zeitpunkt haben Sie dann die Kapazität des Puzzles zum Gehirntraining aufgesaugt, und es ist Zeit, zur nächsten Art weiterzuziehen!

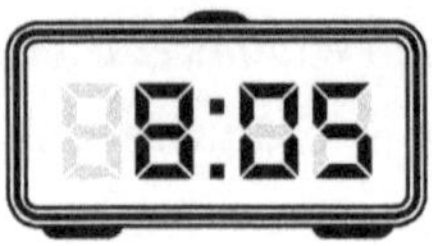

WO SIND NUR MEINE AUTOSCHLÜSSEL?

Nun haben Sie den ganzen Morgen mit der Planung zugebracht. Und gerade als Sie morgens das Haus verlassen möchten, verfliegen alle Ihre Pläne in der sanften Brise des Vergessens, gerade so wie die Samen eines trockenen Löwenzahns. Verschwunden die Erinnerung an den Anruf um 9.30 Uhr und dass Ihr Kind heute ein weißes T-Shirt für den Kunstunterricht mitbringen sollte. Verschwunden sogar die Stelle, an der Sie die Autoschlüssel abgelegt haben, obwohl Sie sich dunkel daran erinnern, dass es ein ziemlich seltsamer Platz war. Vielleicht auf dem Regal im Badezimmer? Nein, nicht ganz. Auf dem Klapptisch in der Waschküche? Fast. In diesem Abschnitt erfahren Sie, wie Sie an Ihren morgendlichen Plänen festhalten können, Minuten oder sogar Stunden, nachdem Sie sie gefasst haben! Sehen Sie es als kurze morgendliche Auffrischung Ihres Gedächtnisses.

Natürlich ist das Thema Gedächtnis sehr weitläufig, und es existieren Dutzende Bücher über das Gehirn, die alleine das Gebiet Gedächtnistraining behandeln. Das liegt zum Teil daran, dass das „Gedächtnis“ tatsächlich mehr eine Handvoll ähnlicher, aber nicht identischer Fähigkeiten ist. Wie man sich an einen Geruch erinnert, unterscheidet sich von der Art, wie man sich daran erinnert, wie ein Freiwurf geht. Was wiederum völlig verschieden ist von der Art, sich an die Liste der Aktivitäten des Tages zu erinnern.

Diesen Gedächtnisarten sind die drei allgemeinen Phasen der Verschlüsselung, Speicherung und des Abrufs gemeinsam, also wie man sich etwas aneignet, merkt und hervorholt. Für jede dieser Phasen gibt es Wege, zu lernen, wie man es besser macht. Entscheidend ist dabei, die in jeder Aufgabe beteiligten Gehirnstrukturen zu knacken.

Beispielsweise ist der Hippocampus die Struktur, die Fakten in Ihren Kopf schaufelt. Ihre Sinne erfassen Erfahrungen; anschließend verpackt der Hippocampus diese Erfahrungen, um sie an tieferer Stelle im Gehirn abzuspeichern. Das Problem dabei ist, dass Ihre Sinne den Hippocampus mit mehr Eindrücken bombardieren, als dieser verarbeiten kann. Und so muss er die Erfahrungen in zwei Gruppen sortieren: diejenigen, bei deren Erinnerung er Sie unterstützen wird, und die anderen, die Sie gleich vergessen können. Der Hippocampus erledigt dies, indem er die einzelnen Dinge mit kleinen Priorität-Aufklebern „kennzeichnet“. Sie können Ihren Hippocampus dabei unterstützen, die Dinge zu markieren, an die Sie sich erinnern möchten. Wenn Sie beispielsweise Ihre Autoschlüssel in die Butterschale Ihres Kühlschranks legen, finden Sie sie womöglich nie wieder. Indem Sie aber einfach „Ich lege meine Autoschlüssel in die Butterschale“ sagen, zwingen Sie den Hippocampus dazu, diese Erinnerung mit einer höheren Priorität zu markieren. Sie werden sich wahrscheinlich eher an Dinge erinnern, die Sie bewusst erledigen, als an Dinge, die automatisch oder unbeabsichtigt ablaufen.

Wenn Sie allerdings Erinnerungen mit absolut oberster Priorität abspeichern möchten, sind die Kennzeichnungen des Bewusstseins nicht ausreichend. Dafür benötigen Sie die Markierung durch die Emotionen. Diese erhalten Sie mithilfe einer weiteren Gehirnstruktur – der Amygdala (Mandelkern). Manche Menschen nennen die Amygdala den „Sechsten Sinn", da in den beiden mandelförmigen Amygdalae Angst und Lust beheimatet sind, die emotionalen Bildungszentren unseres Gehirns. Wenn Sie mit neun Jahren in einem Aufzug gefangen waren, sorgt Ihre Amygdala dafür, dass Sie heute an Klaustrophobie leiden. (Wie wir später noch sehen werden, bringt die emotionale Reaktion der Amygdala, austariert durch rationale Gedanken von Ihrem präfrontalen Kortex, viele Ihrer Entscheidungen hervor.) Und wenn Sie eine Stunde lang bestürzt nach Ihren Autoschlüsseln gesucht haben, die Sie versehentlich am Morgen, als Sie für eine wichtige Besprechung schon zu spät dran waren, mit dem Müll entsorgt haben, dann ist es dieses emotionale Gedächtnis, das Ihnen dabei hilft, sich zu erinnern, wo sie abgeblieben sind. Wenn Sie sich also an etwas erinnern möchten, gestalten Sie es emotional.

GEDÄCHTNISTIPPS

+1	Markierung
+1	Emotion
-1	Stress

Diejenigen, die Gedächtnis-Wettbewerbe gewinnen, kennen diesen Trick. Um sich die Reihenfolge eines gemischten Kartenspiels zu merken, entwickeln Gedächtnis-Champions anzügliche und emotionsgeladene Geschichten, in denen sie den Karten Figuren zuweisen. Vielleicht erinnern Sie sich nicht an Karodame, Kreuz Drei oder Pikbube. Aber die Geschichte um Madonna, die George Clooney ihre Brüste zeigt, werden Sie wahrscheinlich nie mehr vergessen (sofern Ihr Gehirn Madonnas „Material Girl" als Karodame, das Bild einer vollbusigen Kreuz Drei und George Clooney als charmanten Schuft wie den Pikbuben mit einbezieht). Emotionale Erinnerungen müssen dabei nachhaltig sein: Sich an die Angst zu erinnern, die Sie fühlten, als Sie beinahe vom obersten Ast eines Baumes gefallen wären, kann Sie von einer Wiederholung abhalten.

Die einzige Ausnahme von der Regel Emotion = Erinnerung ist Stress. Wenn eine Erinnerung an ein *einzelnes* stressiges Ereignis gekoppelt ist, wie beispielsweise der Suche nach den Autoschlüsseln, wird dieses Ereignis unauslöschlich in Ihr Gehirn eingebrannt. Aber vor dem allgemeinen Hintergrund chronischen Stresses kann man nicht so gut lernen – es scheint, als nähme dieser Stress Teile Ihrer Fähigkeit ein, neue Erinnerungen zu schaffen. Stress ist somit wie ein komplexer Tanz: Spezifischer Stress gepaart mit spezifischer Erinnerung löst Dinge wie PTBS-Flashbacks (posttraumatische Belastungsstörung) aus. Ein hoher allgemeiner Stresslevel bewirkt jedoch, dass man sich an Ereignisse, die in diesem Rahmen stattfinden, schwerer erinnert.

Nun, da wir die Verschlüsselung und Speicherung behandelt haben, ist es Zeit für den Abruf – Ihre Fähigkeit, in tiefen Gehirnregionen gespeicherte Erinnerungen hervorzuholen. Assoziationen aktivieren das Langzeitgedächtnis. Irgendetwas lässt Sie an etwas Anderes denken; beispielsweise bekommt Ihr Hund seine Medikamente in einem Stückchen Butter versteckt verabreicht, und das erinnert Sie daran, dass Sie Ihre Schlüssel in die Butterschale gelegt haben. Dieses durch einen Reiz ausgelöste Abrufen ist auch der Grund, warum der Song „Stairway to Heaven" Erinnerungen an Tanzveranstaltungen in der Mittelstufe wachruft und warum der Besuch eines Baseball-Spiels bei einem Alkoholiker für einen Rückfall sorgen könnte.

Um sich also daran zu erinnern, wo Sie die Autoschlüssel am Morgen nun versteckt haben, könnten Sie versuchen, sich zu entspannen. Dann ist Ihr Gedächtnis nicht durch Stress blockiert, und Sie könnten anfangen, diese Erinnerungen mit Emotionen zu verbinden. Wenn diese Strategien allerdings versagen, müssen Sie der Realität des modernen Gehirns nachgeben und eine Liste anlegen. Durch einen Reiz ausgelöstes Abrufen funktioniert in etwa so: Ein bisschen Gekrakel auf Papier könnte die Information auslösen, die Sie zur Erinnerung benötigen. Das ist auch denkbar mit einem um den Finger gewickelten Faden oder einem kleinen Stein in der Tasche. Also, wo war jetzt nochmal diese Liste?

Entwickeln Sie ein räumliches Gedächtnis

Funktionelle Magnetresonanztomografie-(fMRT)-Untersuchungen bei Gedächtnis-Champions zeigen, dass räumliche Fähigkeiten für ihre erstaunlichen Leistungen verantwortlich sind. Ganz so, als würden diese Gedächtnis-Champions durch ein komplex gebautes Haus mit vielen Räumen laufen und nicht einfach ein profanes Kartenspiel betrachten. Dieses Haus mit den vielen Räumen unterscheidet sich von der tatsächlichen Strategie nicht so sehr: Durch den Aufbau einer Geschichte mit verschiedenen Figuren und Bewegungen weisen Gedächtnisweltmeister abstrakten Symbolen eine Bedeutung zu. Nachdem er beispielsweise im Jahr 2006 an der Gedächtnisweltmeisterschaft der Examination Schools der Oxford University teilgenommen hatte, erklärte der 23-jährige Ed Cooke dem *Discover Magazine* sein Vorgehen: Cooke weist jeder Karte eine Person, eine Handlung, einen Gegenstand zu. Die Kreuzdame ist beispielsweise seine Freundin Henrietta, die Handlung Schläge mit der Handtasche und der Gegenstand ein Schrank voller Designer-Kleider. Er erinnert sich an die Karten in Dreier-Gruppen: Die erste Karte steht für die Person, die zweite für die Handlung, die dritte für das Bild. Er könnte also, wie im Artikel in der Zeitschrift *Discover* beschrieben, sagen: „Destiny's Child verprügelt Franz Schubert mit Handtaschen". Wenn Sie also versuchen, abstrakte Symbole oder Gegenstände zu memorieren, weisen Sie ihnen eine Bedeutung zu – lassen Sie diese Gegenstände emotionsgeladene Erinnerungen darstellen, und Sie werden sich an sie erinnern.

8:15 UHR

DIE EIGENE UHR AUF POSITIV STELLEN

Wir messen uns selbst nicht in absoluten Zahlen. Ob Reichtum, Glück, Erfolg oder das Gefühl der Erfüllung am Ende eines langen Tages – wir messen uns an unseren Erwartungen. Der Aktienmarkt ist ein gutes Beispiel: Es ist nicht unbedingt der Gewinn eines Unternehmens, der den Aktienkurs antreibt, sondern vielmehr, wie sich dieser Gewinn im Vergleich zu den Erwartungen verhält. Auch beim Kundendienst lässt sich das deutlich sehen. Ein zeitloser Artikel im *Journal of Marketing Research* aus dem Jahr 1993 stellt fest, dass die Kundenwahrnehmung von Kundendienst eine „Funktion der vorausgehenden Erwartungen eines Kunden [ist], was während eines Kundendienstkontakts geschehen wird und sollte." Wenn Kunden also *erwarten*, dass ihr Anruf nicht angenommen wird, werden sie froh sein, einfach durchzukommen und jemanden zu erreichen. Erwarten Kunden hingegen, dass der Kundendienstmitarbeiter vorbeikommt und den Badezimmerboden putzt, wird selbst eine Rückgabepolitik für Produkte ohne Angabe von Gründen nicht gut genug sein.

Werfen wir einen Blick auf Menschen, die in einem Programm zur Gewichtsreduktion drei Kilo abgenommen haben. Wie eine Studie aus dem Jahr 1997 zeigte, waren die Teilnehmer überglücklich, drei Kilo abgenommen zu haben, wenn man ihnen im Vorfeld gesagt hatte, sie würden 2,5 Kilo verlieren. Sagte man ihnen, sie würden 4,5 Kilo weniger wiegen, waren sie enttäuscht. Letztlich kommt es beim „subjektiven Wohlbefinden“ (wie Menschen ihr Los im Leben einordnen) ganz darauf an, was man erwartet. Und zwar so sehr, dass Menschen in China historisch verbürgt dasselbe subjektive Wohlbefinden gemeldet haben wie die Menschen in den Vereinigten Staaten. Trotz eines durchschnittlichen Haushaltseinkommens in den USA von 84.300 US-Dollar und 10.220 US-Dollar in China (Zahlen von *Forbes* aus dem Jahr 2009) sowie einer Schulbildung von durchschnittlich 12 Jahren in den USA und nur 6,4 Jahren in China. In den USA wird einfach mehr erwartet, und wir sind enttäuscht, wenn wir das nicht bekommen. Wegen dieser Erwartungen ergibt die Messung der durchschnittlichen Lebenszufriedenheit regelmäßig, dass sie in Indien höher ist als in Japan.

Okay, okay, nur noch ein weiteres Beispiel: Stellen Sie sich vor, Ihre Lieblingsmannschaft verliert ein Heimspiel. Wie fühlen Sie sich? Der Wirtschaftswissenschaftler Gordon Dahl von der University of California in San Diego belegte, dass es darauf ankommt, ob Ihre Mannschaft als Favorit gesetzt war oder nicht. Welcher Ausgang wurde erwartet? Ist die Heimmannschaft ein Außenseiter und verliert, ist das keine große Sache. Wenn aber die favorisierte Heimmannschaft verlor, konnte Dahl eine Steigerung der Rate häuslicher Gewalt nachweisen. Erfüllt eine Sportmannschaft also nicht die Erwartungen, machen Fans ihrer Wut auf hässliche und irrationale Weise Luft.

Das bedeutet, an diesem Morgen – und auch an jedem weiteren – haben Sie die Möglichkeit, Erwartungen für Ihren Tag zu formulieren, die Einfluss darauf haben, ob Sie sich am Abend darüber freuen oder nicht. Allerdings ist die Situation durchaus verzwickt. Man sollte seine Erwartungen nicht senken, nur um angenehm überrascht werden zu können. Denn schraubt man seine Erwartungen zurück, kann das ein schlechteres Ergebnis nach sich ziehen. Erwartet man beispielsweise, ein durchschnittliches Haushaltseinkommen von 84.300 US-Dollar zu verdienen und zwölf Jahre lang in die Schule zu gehen, kann einem das dabei helfen, diese Dinge tatsächlich zu erreichen. Möglicherweise bedeutet die Erwartung eines guten Kundendienstes auch, dass man ebendiesen erfährt. Und wenn man eine Dreiminus erwartet, ist man womöglich von der Dreiplus hocherfreut. Dennoch wird es damit nicht für Harvard reichen.

Hier vollführen Sie einen Drahtseilakt, und im Fluss unter Ihnen wimmelt es nur so vor Alligatoren. Erwarte wenig und du bekommst vielleicht wenig. Erwarte zu viel und du kannst mit einer Enttäuschung rechnen.

Die Lösung liegt im Realismus. Setzt man sich realistische Erwartungen, die man dann nicht erfüllt, kann die Enttäuschung motivierend wirken, es nächstes Mal besser zu machen. Übertrifft man diese Erwartungen, kann man noch immer angenehm überrascht werden. Werden Sie heute nur einen gesunden Snack zu sich nehmen? Werden Sie drei Kilometer laufen, ohne sich vorzumachen, es würden zehn werden? Werden Sie 15 Minuten mit Ihrer Mutter telefonieren? Realistisch zu sein ermöglicht Ihnen genauso viel Erfolg wie Misserfolg. Man gewinnt die Freude, wenn man besser abschneidet, und behält die Motivation bei, wenn Ziele manchmal nicht erreicht werden.

Erwarten Sie den Prozess, nicht das Ergebnis

Was passiert also, wenn Sie realistische Erwartungen formulieren und Sie aus Pech dahinter zurückbleiben? Das kann doch passieren, oder? Wenn ein schlechtes Ergebnis nun wirklich nicht Ihr Fehler ist, müssen Sie doch nicht enttäuscht sein. Eine Lösung ist, Ihre realistischen Erwartungen an *Prozess* und nicht an das *Ergebnis* zu formulieren. Wenn Sie erwarten, Ihr Bestes zu geben, können Sie zufrieden sein, selbst wenn das Pech zuschlägt und Sie scheitern. Oder aber Sie erwarten, Ihre Arbeit effizient zu erledigen. Dann können Sie immer noch erfolgreich gewesen sein und ins Bett gehen, selbst wenn ein paar Aufgaben in Ihrem Posteingang zurückgeblieben sind. Das gilt auch bezüglich Ihrer Erwartungen an andere. Beispielsweise zeigen Studien, wenn Sie die Bemühungen eines Kindes anstatt angeborener Qualitäten wie Intelligenz loben, wird das Kind eher hart daran arbeiten, seine Ziele zu erreichen, und sich nicht auf seine (fragliche) Cleverness verlassen, um durchzukommen. Diese Elemente eines Prozesses zu erkennen und zu belohnen wird Sie letzten Endes öfter dabei unterstützen, dass Ihr Ergebnis gelingt.

WIESO MAN SICH STRASSENNAMEN UND RICHTUNGSANGABEN NICHT MERKEN KANN

Sie sind zur Tür raus! Geschafft! Wenn Sie sich jetzt nur noch daran erinnern könnten, wo Sie hinwollten ... Und wenn Sie sich auf Ihr Smartphone verlassen können, das Ihnen sogar sagt, auf dem Weg von der Küche ins Bad „in 2 Metern links abbiegen", ist dann Ihre Fähigkeit, sich an Fahranweisungen zu erinnern, überflüssig? Hoffen wir, dass die Antwort Ja lautet, denn wir sind auf dem besten Wege, diese Fähigkeit zu verlieren. Studien belegen, dass das menschliche Gehirn, größtenteils aufgrund sogenannter „egozentrischer" Landkarten – also solcher, die zeigen, wo Sie sich befinden – seine Fähigkeit verliert, anhand von Orientierungspunkten und Himmelsrichtungen zu navigieren.

Angewiesen ist diese Fähigkeit auf sogenannte Orts- und Gitter-Zellen. Die Entdeckung dieser Zellen im Jahr 2014 brachte ihren Urhebern den Nobelpreis für Medizin oder Physiologie ein. Die Gehirnzellen, die uns sagen, wo wir uns befinden, entdeckte John O'Keefe 1971, und 2005 fanden die Eheleute May-Britt und Edvard Moser die Zellen, die uns auf dem Weg an unseren Zielort helfen. Fährt man zur Arbeit oder zur Schule, nutzt man beide Zellenarten. Zumindest früher einmal. Und so funktionieren sie: O'Keefes „Ortszellen" sind Nerven im Hippocampus, die dann aktiv sind, wenn man sich an einer bestimmten Stelle befindet.

Im Hippocampus sind kleine Landkarten der Orte hinterlegt, die man kennt. Und jede Stelle auf diesen Landkarten entspricht einem anderen kleinen Cluster an Nervenzellen im Hippocampus, die gemeinsam feuern. Kommt man zum ersten Mal an einen Ort, wird eine neue mentale Karte angelegt, und das Gehirn bestimmt verschiedene Nervenzellen-Cluster, die diese Orte im Hippocampus darstellen. Theoretisch, allerdings noch nicht praktisch, sollten wir durch einen Blick ins Innere des Hippocampus einer Person und das Muster der Nervenaktivierung erkennen können, wo diese Person sich befindet.

Die Eheleute Moser setzten da an, wo O'Keefe aufgehört hatte, und stellten an den Anfang ihrer Forschung eine simple Frage: Was ist mit dem Hippocampus und seinen Ortszellen verbunden? Auf der Suche nach der Antwort warfen sie einen Blick in die Gehirne von Ratten, die sich in einem Labyrinth fortbewegten. In der Nähe des Hippocampus befindet sich der sogenannte entorhinale Kortex – das kann man sich leicht merken, denn es klingt wie eine Operation, die in einem großen, einhörnigen afrikanischen Nashorn durchgeführt wird. Hinlänglich bekannt war, dass zu den Funktionen des entorhinalen Kortex (EC) unter anderem die Kontrolle der Richtung gehört, in die der Kopf weist, sowie die Förderung der Entwicklung bewusster Erinnerungen an besuchte Orte; er ist also eine wichtige Verbindung zwischen dem Hippocampus und dem präfrontalen Kortex, dem Sitz Ihres Bewusstseins.

Als sich das Ehepaar Moser die entorhinalen Kortexe der Ratten ansah, die sich im Labyrinth fortbewegten, erkannte es etwas Beeindruckendes: Wenn die Ratten eine Markierung passierten und dann die nächste und wieder die nächste, leuchteten bestimmte Zellen innerhalb des entorhinalen Kortex auf. Diese Zellen, so erwies sich, stellten Punkte auf einem sechseckigen

Gitter „ähnlich dem sechseckigen Lochbild in einem Bienenstock" dar, merkte die Nobelstiftung an. Indem es in bestimmten Formationen aufleuchtete, konnte das Gitter die Übersicht darüber behalten, wie ein Tier sich bewegte; den Tieren war es so möglich, die Schritte zu planen, die sie unternehmen mussten, um von einer Ortszelle „Hier" zur anderen Ortszelle „Dort" zu gelangen. Die Mosers nannten diese Zellen „Gitterzellen".

Eine Version dieser Gitterzellen ist in den Gehirnen von Menschen zu erkennen, die Videospiele spielen. Anhand mikrofeiner Elektroden können Forscher das Feuern einzelner Neuronen aufzeichnen. Ähnlich wie bei Ratten, die in einem Labyrinth umherrennen, können Forscher anhand des Feuerns eines einzelnen Neurons im entorhinalen Kortex eines Menschen beim Videospielen beispielsweise sagen, ob der Mensch die Figur im oder gegen den Uhrzeigersinn rennen lässt.

Wenn Sie also von zu Hause aus zur Arbeit gelangen möchten, werden Ihnen Ihre Ortszellen sagen, wo Sie sind. Die Gitterzellen teilen Ihnen dagegen mit, wie Sie dorthin kommen.

Eine Möglichkeit, sicherzustellen, dass das GPS des Gehirns seine Genauigkeit behält, ist interessanterweise genügend zu schlafen. Stellen Sie sich vor, dass eine Ratte eine Abfolge von Ortszellen aktiviert, während sie durch das Labyrinth läuft. Im Schlaf wird das Gehirn der Ratte bei der Vertiefung des räumlichen Gedächtnisses dieselben Zellen in derselben Reihenfolge aktivieren. Am darauffolgenden Tag können Ratten, die schlafen durften, das Labyrinth, an das sie sich erinnern, erfolgreicher durchlaufen als Ratten, die nicht geschlafen hatten.

Ein weiterer Schlüssel für das Navigieren ohne Smartphone ist das *Navigieren ohne Smartphone*. Wieder geht es hierbei um den Hippocampus. Studien belegen, dass Londoner Taxifahrer, die gezwungen sind, sich eine Fülle räumlicher Informationen als Teil des als „The Knowledge“ bekannten Zulassungstests einzuprägen, ein überdurchschnittliches Volumen an grauer Substanz in ihren Hippocampi aufweisen. Und Menschen, die nach der Reiz-Reaktions-Strategie des GPS ihrer Telefone navigieren, haben kleinere Hippocampi als Menschen, die beim Navigieren eine mentale Karte aufrufen. Nicht nur das SMS-Schreiben beim Fahren lässt Sie wahrscheinlicher irgendwo hineinfahren (später mehr dazu). Aber wenn Sie sich von Ihrem Smartphone sagen lassen, wo Sie hingehen, kann das bedeuten, dass Ihr Gehirn immer weniger dazu in der Lage ist, den Weg auch ohne das Gerät zu finden.

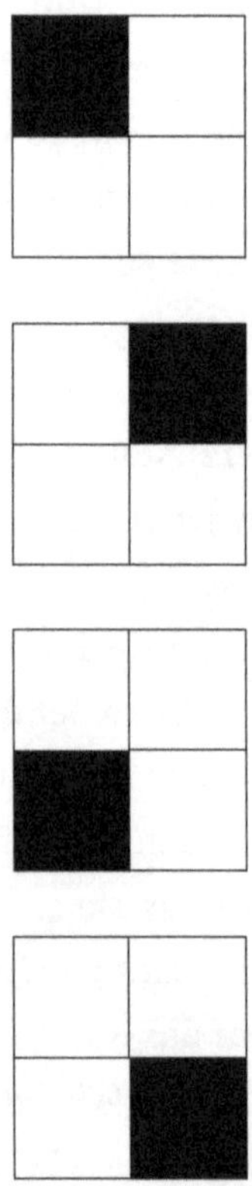

Wie lange halten sich visuelle Muster? (Visual Pattern Span Test)

Anders als Londoner Taxifahrer müssen Sie sich nicht an die räumliche Anordnung „aller möglichen Routen durch die Stadt [erinnern] und Wahrzeichen und Anziehungspunkte, Museen, Parks, Polizeistationen, Kirchen, Theater und Schulen und nicht nur die berühmten Sehenswürdigkeiten wie den Buckingham-Palast und Nelson's Column abspeichern" (von theknowledgetaxi.co.uk). Aber es ist schön, von zu Hause aus ins Café zu gelangen, ohne sich auf den blauen Punkt des Telefons zu verlassen. Wenn Sie diese Befähigung temporär verlegt haben (zum Beispiel, weil Sie Ihr Telefon verloren haben), können Sie sie anhand eines Tests für visuelle Muster (Visual Patterns Test) trainieren. Dieser Test ähnelt dem Spielmuster von „Alle Vögel fliegen hoch", nur dass Sie Ihre eigenen Muster entwerfen müssen. Kopieren und schneiden Sie die Kästchen auf Seite 52 auf (oder zeichnen Sie Ihre eigenen auf kariertes Papier), dann legen Sie die Kästchen in einer langen Reihe von Mustern aus. Tippen Sie jeweils immer oben rechts, oben links, unten rechts und unten links – wie viele Kästchen können Sie in einer Reihe wiedergeben, bevor Sie vergessen, was als Nächstes dran ist?

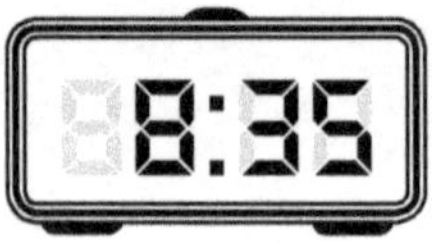

SENDERSUCHE IM AUTO

Was wünschen Sie sich beim morgendlichen Pendeln? Möchten Sie beruhigt oder belebt werden? Zuerst jedoch zu den Fakten: Menschen mit bestimmten Persönlichkeiten bevorzugen eine bestimmte Art von Musik. Beispielsweise fand eine Untersuchung 1.443 Zwölf- bis Neunzehnjährigen heraus, dass diejenigen, die „elitäre" Musik bevorzugen, darunter Jazz und klassische Musik, dazu neigen, umgänglich, pflichtbewusst und offen für neue Erfahrungen, aber emotional weniger stabil zu sein. Diejenigen, die Rockmusik mögen, sind zwar offen für neue Erfahrungen, aber sehr viel weniger pflichtbewusst. Teenager, die urbane oder Pop-/Dance-Musik bevorzugten, waren extrovertiert und umgänglich. Über die drei Jahre, die diese Untersuchung andauerte, haben die wenigen Kids, die ihre Persönlichkeiten messbar veränderten, auch ihre Musikvorlieben geändert.

Eine große Frage ist, ob Veränderung auch in die andere Richtung fließt: Wenn man die Musik ändert, die man hört, kann man dann seine Persönlichkeit verändern? Ein Teil des Rätsels ist, dass wir mögen, was wir zuvor gehört haben. Zum Beispiel sollten sich Probanden in einer berühmten Studie, die in der Zeitschrift *Memory and Cognition* veröffentlicht wurde, Melodien anhören. Nach einiger Zeit wurden neben diesen Melodien

„Ablenkmelodien" abgespielt, die so komponiert waren, dass sie ähnlich wie die Zielmelodien klangen, aber nicht identisch waren. Die Probanden sollten anschließend bewerten, wie sehr ihnen jede einzelne Melodie gefiel. Und auch wenn ihnen nicht bewusst war, welche Melodien sie zuvor gehört hatten und welche neu waren, gefielen Ihnen die schon gehörten tatsächlich am besten. Das ist der Grund, weshalb Ihnen die Musik aus Ihrer Jugend- und Teenagerzeit gefällt: Sie haben sie schon gehört, sie ist Ihnen vertraut, und Vertrautheit führt zu Genuss.

Sich nun jeden Morgen auf dem Weg zur Arbeit zu zwingen, Mozart zu hören, wird irgendwann dazu führen, dass Sie Mozart mögen. Dennoch bleibt die Frage: Werden Sie irgendwann charakterlich die Art von Person sein, die Mozart mag? Langfristig gesehen – wir wissen es nicht. Wir wissen hingegen, dass Musik über einen kurzen Zeitraum gesehen eine große Wirkung auf Ihre Stimmung haben kann. Studien belegen, dass das Hören von vertrauter Musik beruhigend wirkt, während das Hören von unbekannter Musik Ängstlichkeit hervorrufen kann. Und noch etwas wissen wir über die Musik, die bei Ihnen im Auto läuft: Hört man während der 25,4 Minuten, die das Pendeln in Amerika durchschnittlich dauert, Musik, die man kennt und genießt, dann hat das Gehirn etwa eine halbe Stunde, in der es nichts tun muss. Diese Mitsing-Melodien, die Sie kennen und lieben, mögen Ihnen dabei helfen, Ihre Stimmung zu regulieren (vor allem, weil Sie diese Songs mit persönlichen, emotionalen Erinnerungen verbinden), aber sie tragen nicht wirklich dazu bei, Ihr Gehirn zu entwickeln. Neue Musik zwingt Sie dazu, Ihren Verstand zu erweitern. Wie das Erlernen einer neuen Sprache kann das Hören neuer Musik Ihr Gehirn aus seiner vorverdrahteten Komfortzone katapultieren, es dazu beflügeln, neue Verbindungen zwischen Neuronen wachsen zu lassen, die nicht mehr miteinander kommuniziert haben, seit Sie entschieden haben, dass Sie eher auf Pearl Jam stehen als auf Kenny Rogers. Wenn Sie wohltuend gestreichelt werden möchten, dann hören Sie die Musik, die Sie gut kennen. Wenn Sie Ihr Gehirn entfalten möchten, versuchen Sie es mit einem neuen Sender.

Kontrolle des musischen Gehirns

Versuchen Sie heute einmal, sich den Soundtrack anzuhören, der in Ihrem Leben im Hintergrund läuft. Und berücksichtigen Sie dabei, dass jede Musikwahl einen Zweck erfüllt: Sie soll Sie zu einer Handlung bewegen. Soll die Musik in Ihrem Taxi Sie oder den Fahrer erfreuen? Was möchte das Unternehmen mit der Warteschleifen-Musik vermitteln? Ertappen Sie sich dabei, dass Sie die Musik im Café mitsummen? Und zu welchen Sendern oder Genres zieht es Sie zu verschiedenen Zeitpunkten in Ihrem Tagesablauf hin? Das alles ist kein Zufall. Flotte Musik kann Sie zum Beispiel glücklich machen. Andererseits erhöht sie Ihre Wahrnehmung von der in der Warteschleife verbrachten Zeit. Etwa 70–100 Beats pro Minute scheinen in etwa ideal für Warteschleifen-Musik zu sein. Welche Auswirkungen Musik auf finanzielle Ausgaben hat, zeigt eine Reihe von Untersuchungen. Hört man im Restaurant klassische Musik, lässt dies die Speisenden wahrscheinlicher „raffinierte" Vorspeisen bestellen, die natürlich entsprechend teurer sind. Noch einmal, anstatt sich von der Umgebungsmusik der Orte berieseln zu lassen, die Sie besuchen, versuchen Sie heute, genau hinzuhören. Wenn man sich diese Umgebungsgeräusche bewusst macht, kann man selbst entscheiden, ob sie einen beeinflussen. Oder aber man schirmt sich gegen die Gefühle und Handlungen ab, die diese Musik erzeugen soll.

GEMEINSAMES PENDELN? NICHT FÜR AMERIKANISCHE GEHIRNE

Get your motor runnin' ... head out on the highway! Looking for adventure ... and whatever comes my wa-ay! Kommen Sie, singen Sie mit: Der Klassiker von Steppenwolf ist Ihnen bekannt. Und wenn Sie ihn hören, können Sie gar nicht anders, als sich eine gestrichelte gelbe Linie vorzustellen, die sich am Horizont verliert. Allerdings sind auch sehr viel weniger Liedtexte über, sagen wir mal, die Nahverkehrsgesellschaft Bay Area Rapid Transit (kurz BART) geschrieben worden, die das Bild von Freiheit hervorrufen.

Wollen Sie wirklich wissen, warum Amerikaner den öffentlichen Verkehrsmitteln abgeneigt sind? Dann ist es das Beste, sie direkt zu fragen. Das geschah 2007 im Rahmen einer Untersuchung, die in der Zeitschrift *Transportation Research* veröffentlicht wurde. Neunzehn allein im Auto fahrende Pendler wurden gebeten, in eigenen Worten Stellung zu nehmen, warum sie sich dafür entscheiden, selbst zu fahren. Anschließend wurden die Abschriften dieser Unterhaltungen und welche Themen die Fahrer anführten, ausgewertet. Der Artikel führt die fünf meistgenannten Gründe für das Pendeln mit dem Auto aus: 1. Bedenken wegen der Fahrtzeit, 2. Emotionen bezüglich der Fahrt (Fahren ist emotional leichter), 3. verminderter Aufwand, 4. Bedenken wegen der Intimsphäre und 5. finanzielle Erwägungen. Allerdings veranschaulicht der Artikel weiter, dass Pendler, deren Bedenken Zeit und Geld betreffen, sehr viel besser mit dem Zug weggekommen wären.

Und „wegkommen“ beschränkt sich dabei nicht auf das Technische. Eine Meinungsumfrage aus dem Jahr 2010 zeigte, je länger das Pendeln einer Person dauert, desto größer sind Rückenschmerzen, Erschöpfung, Unruhe und die Wahrscheinlichkeit von Adipositas. In einer weiteren Untersuchung ließ der bekannte Psychologe Daniel Kahneman Arbeitnehmer ihre positiven und negativen Gefühle aufzeichnen und konnte nachweisen, dass das Verhältnis während des Pendelns öfter in Richtung negativ verschoben war als zu jedem anderen Zeitpunkt des Tages. Außerdem konnte der MIT-Ökonom Robert Frank belegen, dass die Hinnahme eines längeren Anfahrtswegs im Tausch gegen eine größere Wohnfläche, die man sich in den Vororten leisten kann, hinsichtlich des eigenen Wohlbefindens ein schlechter Kompromiss ist. Natürlich ist es leicht, Erwartungen von Freude und Anerkennung auf ein großes Haus weit weg von der Arbeit in der Stadt zu projizieren. Sobald man aber diese Entscheidung getroffen hat, zeigt sich, dass die Akzeptanz eines längeren Anfahrtswegs für das Privileg eines größeren Hauses das Wohlbefinden schmälert.

Die Auswirkungen des Pendelns im eigenen Auto wurden auf fast jede erdenkliche Art gemessen (einschließlich der Tatsache, dass wir uns selbst mit Abgasen vergiften), und in fast jeder einzelnen dieser Messungen zeigt sich, dass Pendeln *richtig mies* ist. Warum nur sind wir so absolut dagegen, Alternativen auszuloten? Darauf gibt es keine rationale Antwort, aber dafür eine Menge irrationaler Antworten, und für unser Gehirn funktionieren diese einwandfrei. Vielen Dank auch.

Eine davon ist die folgende: Wir wissen, wie es ist, allein im Auto zu pendeln. Wir wissen aber nicht, wie es ist, den Zug zu nehmen. Wirtschaftswissenschaftler haben hierbei einen überraschenden Punkt untersucht: Wenn wir uns für ein größeres Haus weiter weg gegenüber einem kleineren Haus in der Nähe entscheiden, kennen wir den genauen Unterschied in der Quadratmeterzahl der beiden Häuser. Über den Unterschied im Wohlbefinden, der durch die längere Fahrzeit entsteht, können wir nur spekulieren. Das Gehirn ist *risikoscheu*, das bedeutet, ein kleiner Daumen auf der Waage der Vernunft sorgt dafür, dass Sie eher an dem festhalten, was Sie haben, als dass Sie es für etwas riskieren, das Sie haben *könnten*. Würden Sie für 100 US-Dollar eine Münze werfen, wenn Sie 201 US-Dollar gewinnen können? Wenn nicht, sind Sie risikoscheu. Diese Risikoaversion verursacht, dass Sie sich an die erkennbare Quadratmeterzahl eines Hauses klammern und gleichzeitig die unbekannte Auswirkung der zusätzlichen Fahrzeit unterschätzen können.

Der zweite Grund, weshalb wir uns von unserem Ein-Auto-Pendeln nicht lösen, ist, dass wir die Fahrzeit nicht danach bewerten, wie furchtbar sie ist – wir bewerten sie im Vergleich dazu, wie furchtbar das Pendeln für alle anderen ist. Eine Arbeit in *Transportation Research* aus dem Jahr 2011 belegt, dass die allgemeine Zufriedenheit bezüglich des Arbeitswegs von der relativen Freude abhängig ist. Sieht man sich die Studie genauer an, entdeckt man einen besonders interessanten Punkt: Die Autofahrer im Berufsverkehr sind dann am glücklichsten, wenn ihr Anfahrtsweg mit dem anderer autofahrenden Pendler verglichen wird, von denen einige einen weiteren Weg hatten. Pendler, die auf nicht motorisierte Verkehrsarten zurückgreifen oder öffentliche Verkehrsmittel benutzen, sind dann am glücklichsten, wenn sie sich selbst mit autofahrenden Pendlern vergleichen. Mit anderen Worten: Ein Hauptgrund dafür, dass wir im Berufsverkehr stecken bleiben, liegt darin, dass alle anderen im Berufsverkehr stecken bleiben.

Aber wenigstens hat man es selbst nicht so schwer wie Frank aus der Buchhaltung. Die Möglichkeit, Ihren Anfahrtsweg mit dem einer ganzen Herde von anderen autofahrenden Pendlern zu vergleichen, lässt den eigenen nicht so schlimm aussehen. Die Studie aus *Transportation Research* impliziert auch, wenn Sie Ihren Anfahrtsweg mit dem von zugfahrenden Personen vergleichen würden, wäre Ihre allgemeine Zufriedenheit bezüglich des Arbeitswegs geringer, sodass Sie vielleicht letzten Endes doch etwas dagegen unternehmen würden.

Gandhi riet uns: *„Sei du die Veränderung, die du dir für die Welt wünschst."* Oder wie es Chevy Chase in „Caddyshack – Wahnsinn ohne Hindernisse" ausdrückte: *„Seien Sie der Ball."* Irgendwo inmitten dieser Mischung aus Initiative und Fantasie liegt der Mut, andere Möglichkeiten zu erkunden als das Pendeln mit dem eigenen Auto.

Pendeln auf Schwedisch

Vergleichen wir die Vereinigten Staaten von Amerika mit Schweden. Wie wir gesehen haben, ist die Gefühlslage in den USA während des Arbeitswegs negativer als zu jedem anderen Zeitpunkt des Tages – ein langer Anfahrtsweg ist, als würde man das Wohlbefinden mit einer Kettensäge bearbeiten. In Schweden befasst sich eine Studie in der Zeitschrift *Social Indicators Research* mit den drei größten Ballungsgebieten des Landes und zeigt, dass „die Zufriedenheit mit dem Arbeitsweg zum allgemeinen Glück beiträgt". Schieben Sie es auf das Auto. „Zu den möglichen erklärenden Faktoren zählen die erwünschte körperliche Betätigung durch Laufen und Radfahren sowie die Tatsache, dass kurze Arbeitswege einen Puffer zwischen Arbeits- und Privatsphäre schaffen", schreibt der Autor der Untersuchung. Vielleicht ist allein im Auto zu pendeln Ihre einzige Möglichkeit. Wenn nicht, ist es womöglich an der Zeit, Alternativen auszuloten. Das heißt, wenn Sie Ihr Glück und Ihr Wohlbefinden steigern möchten.

SOLLTE MAN BEIM FAHREN KNUTSCHEN?

Albert Einstein sagte einmal: „Jeder Mann, der behauptet, er könne sicher Auto fahren, während er ein Mädchen küsst, schenkt dem Kuss nicht die Aufmerksamkeit, die er verdient." Oder vielleicht war es Mark Twain? Oder der amerikanische Baseballspieler Yogi Berra. Oder der chinesische Philosoph Laozi. Auf alle Fälle ist der Urheber nebensächlich. Der Punkt ist: Sie verfügen nur über einen beschränkten Fundus an Aufmerksamkeit, das heißt, die Aufmerksamkeit, die Sie anderen Aktivitäten neben dem Fahren widmen, entziehen Sie dieser Tätigkeit.

Die Frage über Ablenkungen beim Fahren scheint also erledigt zu sein. Aber wie bei den meisten Fragen rund um das Gehirn ist es eben noch nicht alles. Ob Sie beim Fahren knutschen sollten oder nicht, hängt ganz davon ab, wie viel Aufmerksamkeit das Fahren erfordert, wie viel Aufmerksamkeit das Küssen beansprucht und über wie viel Aufmerksamkeit Sie insgesamt verfügen. Wenn die fürs Fahren benötigte Aufmerksamkeit plus die Aufmerksamkeit, die Sie brauchen, um in Schwung zu kommen, niedriger ist als der Bestand an Aufmerksamkeit, den Sie einsetzen können, wieso sollten Sie dann nicht hinter dem Steuer schmusen?

Selbstverständlich geht es hier im übertragenen Sinn um das SMS-Schreiben. Kann unser Gehirn SMS schreiben und dabei sicher ein Auto steuern? Und wie lässt sich das Simsen mit dem Knutschen vergleichen? Hier eine kurze Antwort aus dem *American Journal of Public Health*: „Nachdem die Zahl der Todesfälle durch Ablenkungen beim Fahren von 1999 bis 2005 rückläufig gewesen war, nahm sie nach 2005 um 28 Prozent zu und stieg 2008 von 4.572 auf 5.870 Todesopfer. In die Unfälle verwickelt waren in zunehmendem Maße allein fahrende männliche Autofahrer in Kollisionen mit Hindernissen am Wegesrand in städtischen Gebieten. Wir hatten vorhergesagt, dass steigende SMS-Volumina im Zeitraum von 2001 bis 2007 zu über 16.000 zusätzlichen Verkehrstoten führen würden."

Ziemlich markige Worte. Und wenn Sie ein männlicher Fahrer sind, der beim Fahren im Stadtgebiet gerne simst, sollten Sie besser sofort anhalten. Allerdings haben Statistiken ein Manko. Sie mögen durchaus geeignet sein, aus der Vogelperspektive zu beschreiben, was in einer großen Bevölkerungsgruppe passiert. Bei Voraussagen, was mit einer bestimmten Person geschehen wird, stehen die Chancen eher schlecht. Insgesamt gesehen ist es also keine allzu gute Idee, beim Fahren SMS zu schreiben. Aber wie steht es ganz speziell mit *Ihnen*? Nehmen Sie eine Sonderstellung ein auf der Gauß'schen Normalverteilung von Aufmerksamkeit, Eignung und Fahren, sodass das Simsen beim Fahren für andere Leute schlecht, aber für Sie okay wäre?

Wie viel wären Sie bereit, darauf zu wetten?

Eine Sache, die das eigene Urteil trüben kann, ist die Selbstüberschätzung der eigenen Fähigkeiten. Wussten Sie, dass etwa 80 Prozent der Menschen „überdurchschnittliche" Autofahrer sind? Selbstverständlich ist das unmöglich. Studien zeigen jedoch, dass ein überproportionaler Prozentsatz von Menschen *glaubt*, er sei ein überdurchschnittlicher Autofahrer. Was bedeutet, dass man nicht unbedingt der Rationalste ist, was die

Beurteilung der eigenen Fähigkeiten hinter dem Steuer eines Autos betrifft.

Ein weiterer Punkt, der Ihre Wette beeinträchtigt, ist, wie sehr ein Smartphone Ihre Standhaftigkeit aus der Bahn wirft. Ein Artikel in der Zeitschrift *Environment and Behavior* verdeutlicht, dass allein die Gegenwart eines Smartphones auf einem Tisch die Qualität einer stattfindenden Unterhaltung vermindert. Wenn selbst etwas derart Wichtiges, wie sich mit jemandem bei einem Dinner zu treffen, durch das bloße Vorhandensein eines Handys zerstört wird, glauben Sie dann ernsthaft, Sie wären beim Autofahren immun gegen die Ablenkungen des Simsens?

Nimmt man diese beiden Sachverhalte zusammen, findet man sich in einer Situation wieder, in der man der eigenen Bewertung der Fahrkünste kaum trauen kann; genauso wenig können Sie Ihrer Ansicht trauen, dass das Smartphone bestimmt keine Ablenkung darstellt. Die Wahrheit ist, Sie *wissen* doch gar nicht, ob Sie nicht ebenso gefährdet sind, wenn Sie allein im Stadtgebiet fahren, wie der männliche, gerne simsende Autofahrer, oder ob Sie irgendwie ausgenommen sind von der Statistik. Die Unfähigkeit des Gehirns, die eigenen Fähigkeiten und Herausforderungen hinter dem Steuer rational zu bewerten, deutet darauf hin, dass Sie vielleicht nicht das Gefühl haben, etwas zu riskieren, es aber letztlich doch tun. Zu knutschen ist allerdings eine völlig andere Geschichte. Und solange keine fundierten Forschungsergebnisse dagegen sprechen, scheint nichts gegen etwas so *Schönes* zu sprechen.

Angst oder Regeln, damit Teenager aufhören, SMS zu schreiben?

Möchten Sie Ihren Teenie dazu bringen, das SMS-Schreiben beim Fahren zu unterlassen? Die beste Strategie hängt davon ab, ob der Teenager ein Junge oder ein Mädchen ist, wie ein Artikel im *Academy of Marketing Studies Journal* zeigt. Diese Untersuchung unter 840 jungen Erwachsenen verdeutlicht, dass Mädchen empfänglicher für „Angstreizkampagnen" über die sozialen Medien sind (beispielsweise Filme, die furchtbare Unfälle durch Simsen beim Autofahren zeigen). Junge Männer hingegen wurden „viel eher als Frauen durch den Einsatz von Gesetzen und gerichtlichen Schritten von Ablenkungen beim Fahren abgehalten". Regeln oder Angst: Ordnet man den richtigen Reiz dem richtigen Geschlecht der Teenager zu, steigen die Chancen, das Simsen beim Fahren zu unterbinden.

8:55 UHR

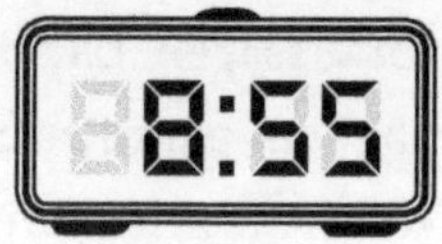

LÄNGS EINPARKEN

Man kommt einfach nicht daran vorbei: Es ist Zeit, Klischees anzusprechen. Und ganz besonders zwei: zum einen die Vorstellung, dass Männer über bessere räumliche Fähigkeiten als Frauen verfügen, und zum anderen, dass sie besser längs einparken können. Schauen wir uns dieses Stereoptyp genauer an, werden wir erkennen, ob es sich um als irrig erwiesene Anschauungen oder um Fakten handelt. Wir beginnen mit dem Argument für die Fakten. Allerlei Tests belegen, dass Männer bei Untersuchungen der räumlichen Fähigkeit konsequent besser abschneiden als Frauen (ein Beispiel unter vielen ist die viel zitierte Studie in der Zeitschrift *Memory and Cognition* aus dem Jahr 2003, die zwei kanadische Forscherinnen durchgeführt haben). Fragt man also, ob die meisten Männer über eine bessere räumliche Vorstellungskraft verfügen als die meisten Frauen, so lautet die Antwort – unabhängig von Ihrer Weltanschauung, Meinung und genderspezifischen Perspektive – Ja. Unglücklicherweise stellt dieser Unterschied nicht einfach nur eine interessante Beobachtung dar. Ob die Untersuchung nun unter Einbeziehung des Geschlechts oder nicht erfolgt, mit der räumlichen Fähigkeit lassen sich geometrische Fähigkeiten in der Highschool und Ergebnisse im Fach Mathematik bei den Aufnahmetests für Universitäten voraussagen. Das räumliche Denken hat reale Konsequenzen, die über ein paar Kratzer an der Stoßstange des Autos hinausgehen. Wenn Sie alle Männer gegen alle Frauen antreten lassen, gelingt es den meisten Männern ein kleines bisschen besser.

Die Frage, die sich stellt, ist *warum*. Existiert im männlichen Gehirn etwas Angeborenes oder Genetisches, wodurch es besser befähigt wird, sich die Möglichkeiten von Formen vorzustellen? Im Gehirn ist die Ausführung von mentaler Rotation deutlich zu erkennen: Als Forscher des Montreal Neurological Institute anhand des bildgebenden Verfahrens fMRT das Gehirn von Menschen beobachteten, die Figuren und deren rotierte Formen einander zuordneten, erhöhte sich die Durchblutung im Gehirn in der rechten hinteren oberen Parietalrinde, im linken unteren parietalen Kortex, der linken unteren parietalen Region sowie dem rechten Kopf des Nucleus caudatus. Diese medizinischen Begriffe wird man bei Ihnen sicher nicht abfragen, somit begnügen wir uns vorerst damit, dass wir wissen, wo das Gehirn räumliche Informationen verarbeitet. Auch wenn die Ergebnisse ein bisschen uneindeutig sind, besteht kaum ein Unterschied zwischen den Gehirnen von Männern und Frauen, die im Kopf Formen rotieren. Und ganz sicher existiert kein männliches Gen, das mit der räumlichen Fähigkeit verbunden ist.

Wenn also der geschlechtsspezifische Unterschied in der räumlichen Fähigkeit nicht zwangsläufig im strukturellen Potenzial unserer Gehirne liegt, wo ist dann verortet? Eine mögliche Antwort ist, dass der Unterschied weniger in der Natur als in der Erziehung liegen könnte. Vielleicht wird die räumliche Fähigkeit von Männern durch die Art ausgebildet, in der sie in unserer Kultur tendenziell aufwachsen; eine Art, die Frauen fehlt. Während viele Fragen rund um das Gehirn und die Kultur im Trüben fischen in der Suppe miteinander konkurrierender Ergebnisse, kennen wir die Antwort auf diese Frage tatsächlich. Und sie ergibt sich aus einer Studie mit 1.300 Personen, die im Wissenschaftsmagazin *Proceedings of the National Academy of Sciences* veröffentlicht wurde – will heißen, sie ist durchaus solide.

Forscher der University of California at San Diego reisten 2010 in den Nordosten Indiens, um die Volksstämme der Khasi und der Karbi miteinander zu vergleichen. In den Hügeln um Shillong leben die Stämme praktisch Tür an Tür nebeneinander, und Gentests zeigen, dass sie eng miteinander verwandt sind. Im Volksstamm der Karbi ist es Frauen nicht gestattet, eigenes Land zu besitzen, und der älteste Sohn erbt den Besitz – die Karbi sind eine patrilineare Gesellschaft. Eigentum wird im Volksstamm der Khasi der jüngsten Tochter vermacht, während Männer kein eigenes Land besitzen dürfen. Darüber hinaus müssen Männer ihren Verdienst ihrer Frau oder Schwester übergeben – die Khasi sind also eine matrilineare Gesellschaft. Diese Art der natürlichen Aufteilung lässt Forscher sozusagen Freudensprünge vollführen. Nach dem Springen (oder vielleicht zeitgleich damit) ließen die Forscher 1.279 Menschen aus diesen Dörfern ein visuelles Rätsel lösen. Jeder, der es in weniger als 30 Sekunden lösen konnte, verdiente sich einen Bonus von 20 Rupien, also etwa ein Viertel des dortigen Tageslohns.

Herausgefunden haben sie Folgendes: Im patrilinearen Karbi-Stamm hatten Männer eine bessere räumliche Vorstellungskraft, wohingegen die räumlichen Fähigkeiten von Frauen bei den matrilinearen Khasi genauso gut waren wie die der Männer. Darüber hinaus gab es einige Haushalte bei den Karbi, die der patrilinearen Norm trotzten. In diesen wenigen Karbi-Haushalten, in denen es sich ergeben hatte, dass Frauen eigenes Land und Geld besaßen, betrug der Geschlechtsunterschied beim räumlichen

Vorstellungsvermögen nur ein Drittel dessen in den gewöhnlicheren, männlich dominierten Haushalten.

Der Geschlechtsunterschied in der räumlichen Vorstellungskraft liegt in der Erziehung und nicht notwendigerweise in der Natur. Aber selbst in unserer hoch entwickelten westlichen Gesellschaft sind wir mehr Karbi als Khasi. Tatsächlich geht der Geschlechtsunterschied bei räumlichen Fähigkeiten über ein Training hinaus – es besteht auch ein beklagenswerter Unterschied, wie Geschlechter bei Tests abschneiden. In gewisser Weise wissen viele von uns um dieses männlich dominierte Stereotyp, und sowohl Männer als auch Frauen nehmen dieses Bewusstsein mit, beispielsweise in die Aufnahmeprüfung für das College. Setzen wir nun vorgefasste Meinungen über bestimmte Fähigkeiten einer Situation aus, in der großer Druck herrscht, geschieht etwas Bedauerliches, die sogenannte *Bedrohung durch Stereotype*. Ihr Gehirn verfügt lediglich über ein bestimmtes Maß an Intelligenz, vor allem im Bereich Ihres Arbeitsgedächtnisses, also dem Teil Ihres Bewusstseins, wo Sie Informationen zielführend manipulieren. Um bei Tests gut abzuschneiden, benötigt man die volle Leistung des Arbeitsgedächtnisses, und bekanntlich hat das Arbeitsgedächtnis nur eine begrenzte Anzahl an Slots – das sind die „Informationseinheiten" (Chunks), wie Zahlen oder andere Kurzinformationen, die Sie jederzeit in Ihrem Gedächtnis im Vordergrund behalten können. Forschungsergebnisse zeigen, dass Angst in Ihrem Arbeitsgedächtnis förmlich Platz beansprucht und so andere nützliche Informationen oder Verarbeitungsfähigkeiten verdrängt. Das heißt, je mehr Angst Sie haben, dass Sie bei einem Test schlecht abschneiden, desto wahrscheinlicher werden Sie den Test verhauen.

Nun ersetzen wir das Wort *Angst* durch die Worte *Bedrohung durch Stereotype*. Bei vielen Stereotypen hat sich gezeigt, dass

Menschen, die zu einer negativ stereotypen Gruppe gehören, sich darüber Sorgen machen, dass sie sich entsprechend dem negativen Klischee verhalten werden. Wodurch sie ihrem Arbeitsgedächtnis den Spielraum nehmen und dazu beitragen, garantiert so aufzutreten, wie das negative Klischee es vorsieht. In diesem Fall sind Frauen, die sich selbst einreden, sie seien schlecht in Geometrie, voller Angst, wenn sie zum Geometrie-Teil der College-Aufnahmeprüfungen SAT oder ACT kommen. Und ihr verängstigtes Arbeitsgedächtnis hat weniger Platz, die richtigen Antworten zu finden.

Soll das also bedeuten, Frauen seien dazu verdammt, bei den räumlichen Fähigkeiten schlechter abzuschneiden als Männer, weniger Punkte beim Mathe-Test zu erzielen und in Fachrichtungen wie Ingenieurwesen, Wissenschaft und Technologie unterrepräsentiert zu bleiben? Wohl kaum. Training und Bedrohung durch Stereotype auszuhebeln ist sehr gut möglich, indem man etwas Einfaches unternimmt, wie beispielsweise ein paar Stunden lang ein Videospiel zu spielen. Forscher der Universität von Toronto untersuchten Männer und Frauen bei einem Test zur räumlichen Vorstellungskraft und stellten fest, dass Männer besser abschnitten als Frauen. Dann ließen sie beide Gruppen ein Action-Videospiel spielen, bei dem man durch einen dreidimensionalen Raum düsen musste. Nach zehn Stunden Spielen war der Geschlechterunterschied in der räumlichen Vorstellungskraft eliminiert.

Ja, dieses Beispiel ist so leicht dahingesagt – die geschlechtsspezifischen Unterschiede in den MINT-Fächern werden wir nicht durch Videospiele lösen. Allerdings zeigt es, dass geschlechtsspezifische Unterschiede bei räumlichen Fähigkeiten real sind und ausgemerzt werden können, wenn man Männern und Frauen genau das gleiche Training angedeihen lässt.

Nun wenden wir das aufs Längseinparken an. Welches Training wird Männern und Frauen angeboten? Zur Beantwortung dieser Frage stellen Sie sich bitte vor, was in den meisten gegengeschlechtlichen Beziehungen in den Vereinigten Staaten und anderswo geschieht, wenn beide Parteien ins Auto steigen. Fährt in den *meisten* Beziehungen der Mann oder die Frau? Was glauben sie? Genau das ist mit Training gemeint. Und nun stellen Sie sich die Situation bei der Untersuchung vor – sind Sie sich des Stereotyps bewusst, dass Männer besser längs einparken als Frauen? Wenn ja, tragen Sie dazu bei, eine selbst erfüllende Prophezeiung zu erzeugen. Oder Sie entscheiden sich, dass es genug Unterdrückung aufgrund von systemimmanenter Gewalt gibt, schicken das Längseinparken zum Kuckuck und besorgen sich ein Auto, das das für Sie erledigt.

Der Papierfalt-Test

Suchen Sie online nach „Paper Folding Test" – eine großartige Version des Tests finden Sie unter www.spatiallearning.org. Bei dieser genialen und verschlagenen Aufgabe wird ein Stück Papier gefaltet. Anschließend wird das gefaltete Papier gelocht. Wie wird das gelochte Papier aussehen, sobald es auseinandergefaltet wird? Die Falten und Löcher dem korrekten Zielobjekt zuzuordnen zwingt Sie dazu, die räumlichen Fertigkeiten Ihres Gedächtnisses entlang den Falten des Papiers zu verbiegen. Üben Sie das, und Sie werden Ihre räumliche Fähigkeit verbessern. Ob sich das darauf übertragen lässt, dass man besser längs einparken kann, hängt zum großen Teil davon ab, was Sie glauben. Wenn Sie durch das Training Ihrer räumlichen Fertigkeiten den Eindruck haben, ein besserer Längsparker zu sein, kann diese Vorstellung tatsächlich die Auswirkungen von Stress und Bedrohungen durch Stereotype in Ihrem Gehirn zerschlagen, wodurch Sie besser längs einparken können.

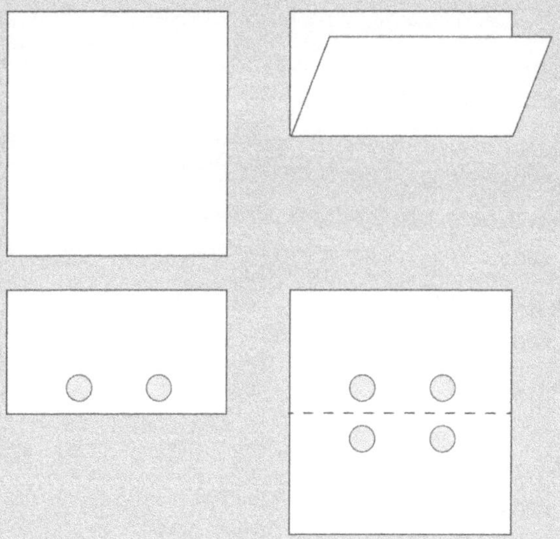

TEIL 2

DER TAG

ARBEIT, DENKVERMÖGEN UND WILLENSKRAFT

AUFMERKSAM SEIN – SO GEHT'S

Jedes Kind weiß, dass nicht einmal der sonnigste Tag wirklich glühend heiß ist: Wollte man eine Ameise brutzeln, bräuchte man eine Lupe. Mit dem Gehirn verhält es sich ähnlich – man kann den größten IQ der Welt haben, um etwas umgesetzt zu bekommen, muss man seine Kraft konzentrieren.

Wie bei vielen in diesem Buch beschriebene Fähigkeiten, liegt die Herausforderung der Aufmerksamkeit darin auszuwählen, wie man ein knappes Gut auf viele Möglichkeiten verteilt. Sehen Sie es wie Ihr Geschenkebudget für Freunde und Familie an Weihnachten. Sofern Sie nicht Bill Gates sind oder eine sehr überschaubare Geschenkeliste haben, können Sie wahrscheinlich nicht 100 Dollar pro Person ausgeben. Stattdessen geben Sie für einige mehr, für andere weniger aus. Dieselbe schwere Entscheidung gilt es in Bezug auf die Aufmerksamkeit zu treffen. Nehmen wir beispielsweise an, Sie sind in einer Besprechung. Je mehr Aufmerksamkeit Sie einer Sache schenken, desto weniger bleibt für anderes übrig. Was also tun? Nun, als erstes verteilen Sie Ihre Aufmerksamkeit relativ gleichmäßig, versuchen, so viel wie möglich vom Geschehen zu betrachten, wie Sie auf einmal erfassen können. Es gibt sicherlich Dinge, die Ihre Aufmerksamkeit fesseln, wie beispielsweise wenn eine Kollegin ihren Kaffee verschüttet. Aber abgesehen von dem offensichtlichen Angriff auf Ihre Aufmerksamkeit, wenden Sie Ihre persönlichen Suchkriterien auf den Schauplatz an. Nehmen Sie lediglich an einer Besprechung teil, fällt Ihnen vielleicht auf, wer anwesend ist. Leiten Sie hingegen die Besprechung, fällt Ihnen vielleicht auf, wer *nicht* anwesend ist. Wenn Ihnen nun etwas begegnet, das diesen Suchkriterien entspricht, zoomen Sie heran. Nun ist Ihre Aufmerksamkeit zielgerichteter – ein kleinerer Teil der Szenerie bindet einen größeren Teil Ihrer Beachtung, und Sie setzen dieselbe Intelligenz ein, um mehr Informationen aus einem kleineren Schauplatz herauszubekommen.

Wenn Sie ganz besonders daran interessiert sind, in dieser für Sie wichtigen Sache an Informationen zu kommen, könnte Ihr Fokus so eingeschränkt sein, dass Sie für andere Dinge blind sind, die Sie in Ihrem Umfeld gerne mitgekriegt hätten. Wie zum Beispiel, dass der Kaffee Ihrer Mitarbeiterin in Ihren Laptop tropft. Das nennt sich *Unaufmerksamkeitsblindheit*. Besonders gut anhand des berühmten Experiments „Der unsichtbare Gorilla" zu sehen, in dem Probanden gebeten worden waren, sich ein Video, in dem Menschen sich einen Basketball zuspielen, anzusehen und die Pässe zu zählen. Dass jemand in einem Gorillakostüm durch das Spiel lief, bemerkten diese Studienteilnehmer nicht.

Die Unaufmerksamkeitsblindheit geht sogar noch weiter. In einer 2012 in der Zeitschrift *Psychological Science* veröffentlichten Studie bat Harvard-Forscher Tafton Drew 24 Radiologen, sich Röntgenaufnahmen anzusehen und nach Lungenknoten zu suchen – eine durchaus vertraute Aufgabe. In die letzte Aufnahme fügte Drew das Bild eines Gorillas ein, 48-mal größer als der durchschnittliche Knoten. Die Erfassung der Augenbewegungen, das sogenannte Eye-Tracking, zeigte, dass die überwiegende Mehrheit der 24 Radiologen den Gorilla direkt anblickten, und doch sahen ihn 83 Prozent von ihnen nicht. Wenn man intensiv beobachtet, wer während der Besprechung Notizen macht und wer nicht, kann man sich leicht vorstellen, dass man Dinge verpasst, wie beispielsweise, wenn der Boss einem eine direkte Frage stellt („Bueller? Bueller?"). Würden Sie den Gorilla bemerken? Seien Sie sich nicht zu sicher, wenn Ihr Augenmerk woanders liegt.

Was also geschieht, wenn Sie wenig Erfolg dabei haben, Ablenkungen daran zu hindern, in Ihre Aufmerksamkeit einzudringen? Beginnend mit einer klassischen Arbeit aus dem Jahr 1974 in der Zeitschrift *Sociometry*, zeigt eine faszinierende Forschungslinie, dass Sie, wenn Sie beim Hören von Propaganda abgelenkt werden, die Propaganda wahrscheinlich eher glauben werden. Denn um eine überzeugende Botschaft auszuwerten, braucht man seine gesamte Aufmerksamkeit. Wenn man nun beim Hören eine Aufgabe übertragen bekommt, zeigen Studien, dass man nicht nur stärker überzeugt wird, sondern sich auch weniger Gegenargumente einfallen lässt und sich insgesamt an weniger von dieser überzeugenden Botschaft erinnert; ist man abgelenkt, nimmt man das Argument hin – ein typisches Herdenverhalten. Und jetzt denken Sie mal bezüglich Ihrer Besprechung *darüber* nach. Wenn Sie abgelenkt sind, werden Sie wahrscheinlich alles schlucken, was Ihnen vorgesetzt wird.

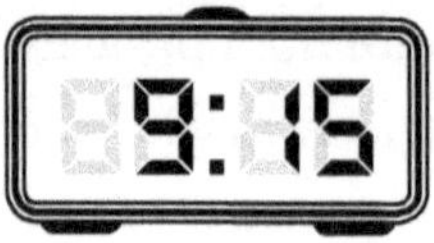

14 SITUATIONEN – DEM UNTERBEWUSSTSEIN WILLENLOS AUSGELIEFERT

„Priming" oder die Beeinflussung des Denkens steuert Ihr Gehirn ab dem Zeitpunkt, zu dem Sie die Augen öffnen, bis zu dem Moment, in dem Sie sie schließen. Aus diesem Grund können Sie die folgenden Tipps und Tricks früh am Morgen erlernen, sodass Sie danach Ausschau halten können. Denn später am Tag hat Sie Ihr Unterbewusstsein schon in die Falle unlogischer Handlungen und Entscheidungen gelotst. Und nun ist es an der Zeit, sich anzusehen, wie Dinge unterhalb des Bewusstseins das Denken und Handeln beeinträchtigen. Wie diese kleinen, scheinbar belanglosen Dinge für den tief greifenden Unterschied sorgen, wie Sie die Welt erfahren. Nachfolgend sind die Erkenntnisse aus Priming-Untersuchungen übersichtlich zusammengestellt. Wie Sie sie nutzen, bleibt Ihnen überlassen.

- Was Sie morgens auf dem Weg zur Arbeit in den Medien lesen oder hören, beeinflusst Ihr Verhalten während des Tages. College-Studenten lasen beispielsweise Sätze mit den Worten *grau, Florida* und *Bingo*, die sie dahingehend vorbereiteten, an Ältere zu denken. Als sie nach dieser Aufgabe das Labor verließen, gingen sie messbar langsamer den Flur entlang.

- Große Zahlen lassen Sie große Zahlen erwarten. Hören Sie beispielsweise einen hohen Schätzwert der Bevölkerung eines Landes, einen hohen Preis für ein Smartphone (Danke, Steve Jobs) oder das hohe Alter einer Person, wird Ihre eigene Schätzung der Bevölkerungszahlen, der Kosten oder des Alters wahrscheinlich höher ausfallen.
- Wenn Ihre Arbeit Sie frustriert, stellen Sie sich ein Gespräch mit Ihrer besseren Hälfte vor. Priming-Studien zeigen, dass die Vorstellung der Unterhaltung Ihnen dabei hilft, klügere Lösungen für Probleme zu entwickeln.
- Welche Temperatur hat der Kaffee, den Ihnen der Barista reicht? Untersuchungen haben ergeben, dass Menschen, die ein warmes Getränk in den Händen halten, Fremde positiver bewerten als Menschen mit einem Kaltgetränk.
- Sehen Sie Kranke? Wenn eine Person niest, werden Sie dahingehend beeinflusst, sich über die Sterblichkeit Gedanken zu machen, selbst über nicht damit zusammenhängende Gesundheitsrisiken wie Herzinfarkte oder kriminelle Übergriffe. Außerdem zeigen Blutproben, dass das Sichten von Bildern, auf denen Erkrankungen zu sehen sind, tatsächlich Ihr Immunsystem vorbereiten könnte, Krankheiten zu bekämpfen.
- Wenn Sie kreativ sein müssen, stellen Sie einen Teller vor sich. Der kann Sie beeinflussen, „über den Tellerrand zu blicken".
- Manchmal müssen Sie so tun, als seien Sie glücklich oder sauer. In diesem Fall können Sie sich darauf vorbereiten, indem Sie Erinnerungen an Zeiten abrufen, in denen Sie sich so gefühlt haben. Hat man sozusagen ein „emotionales Priming-Rolodex" an Erinnerungen zur Hand, kann das gerade benötigte Gefühl leichter aufgefunden werden.
- Hüten Sie sich vor der beeinflussenden Wirkung von Stereotypen, die Sie darstellen. Als beispielsweise amerikanische

Frauen asiatischer Herkunft darauf vorbereitet wurden, sich mit dem asiatischen Stereotyp zu identifizieren, schnitten sie bei einem Mathe-Test besser ab. Wurde ihnen gesagt, sie sollen sich mit Stereotypen von Frauen identifizieren, schnitten sie schlechter ab. Gleichermaßen lieferten Studentinnen einer freien Kunstschule schlechtere Leistungen bei einem Test der räumlichen Fähigkeiten ab, nachdem ein kurzer Fragebogen sie beeinflusst hatte, sich an geschlechtsspezifische Stereotype zu erinnern. Um die Anziehungskraft der eigenen Stereotype zu vermeiden, braucht es Arbeit und Bewusstsein.

- Sie möchten auf der Wellenlänge eines anderen funken? Mit Körpersprache können Sie Einfluss nehmen: Er kratzt sich am Ohr, Sie kratzen sich am Ohr; zuckt sie mit den Schultern, zucken Sie mit den Schultern. Die Körpersprache eines Konversationspartners zu spiegeln erhöht nachgewiesenermaßen die Harmonie und die Verbindung. Sofern man beim Nachmachen nicht erwischt wird.
- „Big brother is watching you." Wird etwas an Ihrem Arbeitsplatz gemeinsam genutzt, für das man freiwillig einen kleinen Betrag bezahlt? Etwas wie eine Snackbar oder ein kleiner Kühlschrank? Dann denken Sie darüber nach, das Bild eines Augenpaars über die kleine Kasse zu hängen. Eine Untersuchung konnte belegen, wenn das Bild eines Augenpaars über einem Kästchen hing, in das man nach dem Ehrensystem etwas für die Snacks bezahlte, verdreifachte sich das Geld; hing ein Bild mit Blumen darüber, wurde mehr geklaut. Vielleicht weil man sich unter dem Blattwerk besser verstecken kann?
- Ihr Umfeld wirkt unterbewusst auf Sie ein. Hier ist eines von vielen Beispielen: Probanden bekamen Wörter gezeigt, die auf Computerbildschirmen aufleuchteten. Anschließend lasen sie Beschreibungen einer Person mit missverständlichem

Verhalten. Bei denjenigen, die feindselige Begriffe wie *Hass* und *Schlag* zu lesen bekamen, lag die Wahrscheinlichkeit höher, dass sie eine böse Absicht erkannten, als bei denjenigen, die neutrale Worte gelesen hatten.

- Lächeln Sie. Wie Sie Ihren Körper nutzen, kann Ihren Geist beeinflussen. Probanden sollten beispielsweise in einem berühmten Experiment einen Bleistift mit dem Mund halten und dabei einer Rede folgen. Da der Mund dadurch in die Position eines Lächelns gezwungen wird, wird man vergnügter sein. Wenn Sie also fröhlicher sein möchten, gilt die Redewendung „Fake it until you make it" (So tun als ob, bis man es kann): Lächeln Sie, und Sie werden sich besser fühlen.
- Der Pausenraum-Trick. In einer Studie wurde nachgewiesen, dass bei Personen, die ein Putzmittel rochen und anschließend ein paar mürbe Kekse aßen, die Wahrscheinlichkeit höher lag, danach sauber zu machen. Überlegen Sie sich also, wie Sie das gewünschte Verhalten vorbereiten und herbeiführen können.

So manipulieren Sie das Unterbewusstsein Ihrer besseren Hälfte

Oh, die Möglichkeiten sind endlos und herrlich! Ist es möglich, Ihren Partner hin zu einer besseren Körperpflege zu beeinflussen, indem Sie Seife auf die Duftlampe legen? Kann man dieselbe Person zu einem schöneren Abend primen, indem man sie oder ihn mit einem warmen Getränk an der Haustür empfängt? Betrachtet man die Priming-Experimente einzeln, sind sie ganz nett. Insgesamt gesehen zeigen sie, dass wir uns auf unser Umfeld sehr viel mehr auswirken und umgekehrt das Umfeld auf uns, als man sich vorstellen kann. Zusätzlich zum Einsatz von Priming-Methoden für Ihre niederen Zwecke, achten Sie heute einmal darauf, wie Sie absichtlich und unabsichtlich bei allen möglichen Meinungen und Verhaltensweisen beeinflusst werden.

WENN SIE GLAUBEN, SIE HÄTTEN MEHR WILLENSKRAFT, DANN HABEN SIE MEHR WILLENSKRAFT

Können Sie der Verlockung widerstehen, am späten Vormittag zum Süßigkeiten-Automaten zu laufen? Und das Bonbonglas, von dem Sie *wissen*, dass es auf dem Schreibtisch des Praktikanten steht? Was ist damit? Oder wenn Sie gerade dabei sind, den Bericht fertigzustellen, können Sie sich davon abhalten, auf das offene Browser-Fenster zu wechseln, um nach dem neuesten Promiklatsch zu sehen?

Willenskraft ist die Fähigkeit Ihres Gehirns, die Konzentration aufrechtzuerhalten, selbst angesichts von Versuchungen, Ablenkungen oder Unbehagen. Es gibt zwei Lehrmeinungen über die Willenskraft. Die eine besagt, wenn man nur lange genug sucht, wird man immer noch ein bisschen mehr davon finden können. Die andere vertritt die Ansicht, wenn einem die Willenskraft ausgeht, dann ist man am Ende. An diesem Punkt muss dann etwas unternommen werden, um den Speicher wieder zu füllen.

Die Forschung stützt beide Auffassungen. Genauer gesagt, einige Wissenschaftler glauben, dass die Willenskraft eine unbegrenzte Ressource darstelle, während andere der Ansicht sind, sie sei ein knappes Gut. Auf eines können sich alle einigen, nämlich dass die Willenskraft etwas Gutes ist. Sie steht unter anderem in Zusammenhang mit „gesünderen zwischenmenschlichen

Beziehungen, größerer Beliebtheit, besserer geistiger Gesundheit, besseren Bewältigungskompetenzen, verminderter Aggression, überdurchschnittlichen Studienleistungen sowie einer geringeren Anfälligkeit für Drogen- und Alkoholmissbrauch, Kriminalität und Essstörungen", so schreiben Roy Baumeister und seine Kollegen von der Florida State University in der Zeitschrift *Personality and Individual Differences*.

Baumeister gehört in die Riege der „knappes Gut"-Vertreter. Während die Willenskraft eine jener Kompetenzen zu sein scheint, die – ähnlich wie die Kreativität – im menschlichen Gehirn frei umherschwebt und die Versuche der Wissenschaftler, sie festzunageln, torpediert, ist Baumeister der Ansicht, dass die Willenskraft sehr viel mechanistischer sei. Seiner Meinung nach ist der Dreh- und Angelpunkt bei der Willenskraft allein der Zucker.

Erinnern Sie sich an den Abschnitt über Zucker und ein gesundes Frühstück? Die langsame Glucose-Infusion in Ihrem Gehirn gewinnt besonders dann an Bedeutung, wenn Sie in die Schule gehen oder zur Arbeit und vor der Wahl stehen, die Dinge tatsächlich anzupacken oder heimlich durch die Promi-News auf der Seite der *Huffington Post* zu browsen. Der Großteil des Gehirns wird weiter relativ ordentlich funktionieren, wenn der Glucosespiegel ein bisschen zu niedrig oder zu hoch ist. Nicht so die Willenskraft. Baumeister zeigt, wenn es hart auf hart kommt, dann ist Zucker vonnöten: die Ergebnisse bei Tests, für die ständige Aufmerksamkeit (sprich Willenskraft) erforderlich ist, sacken ab, wenn die Glucosewerte im Hirn niedrig sind. Auch die Ergebnisse bei schwierigen (nicht aber bei alltäglichen) Fahrsimulatorversuchen sind schlechter, wenn die Glucose geringer ist. Tatsächlich spricht sich Baumeister in einer Reihe von Experimenten für Glucose als Basis für die Willenskraft aus und fasst wie folgt zusammen: „Erstens zeigten Messungen des Blutzuckers einen signifikanten Abfall nach einem Akt der Selbstkontrolle, hauptsächlich bei Teilnehmern, die schwer arbeiteten. Zweitens stand der niedrige Glucosezustand nach einem initialen Task (das heißt eine Aufgabe in kontrollierter Umgebung) der Selbstkontrolle in direkter Verbindung zur schlechten Selbstbeherrschung bei einem nachfolgenden Task. Drittens reduzierten beziehungsweise eliminierten experimentelle Manipulationen des Glucosezustands die Abnahme der Selbstkontrolle, die aus einem initialen Selbstkontrolle-Task herrührte."

Anders ausgedrückt: Selbstkontrolle verbrennt Glucose. Sobald die verfügbaren Glucose-Speicher verbrannt sind, mangelt es an Selbstkontrolle. Wenn man nun jemandem Glucose gibt, dessen/deren Speicher leer ist, lässt das die Selbstkontrolle wieder erstarken. Wenn Sie versucht sind, die Promi-News zu überprüfen anstatt zu arbeiten, trinken Sie einen Tropicana Twister (163 Gramm Zucker pro Liter!).

Dann wäre da noch das andere Lager. Wissenschaftler, die der Meinung sind, dass Willenskraft ein unbegrenztes Gut und selbst ohne den Einfluss sirupartiger Getränke immer noch ein bisschen davon vorhanden sei, wenn man nur tief genug grabe. Auf Wissenschaftler zu treffen, die ihre Meinungsverschiedenheiten offen durch konkurrierende Artikel in Zeitschriften austragen, ist wie der Jackpot der Wissenschaft. Und es macht es schwer, die folgende Stellungnahme einer Forschergruppe, angeführt von Carol Dweck und im Jahr 2010 veröffentlicht, als etwas anderes als einen Fehdehandschuh anzusehen, der allgemein in die Richtung der Gruppe aus Florida hingeworfen wurde: „Forschungsarbeiten aus jüngster Zeit deuten darauf hin, dass Willenskraft – die Fähigkeit, Selbstkontrolle auszuüben – ein begrenztes Gut sei, das nach der Ausübung erschöpft ist. Ob eine Erschöpfung stattfindet oder nicht, hängt unserer Meinung nach von der Überzeugung einer Person ab, ob die Willenskraft ein begrenztes Gut ist."

Eine raffinierte Behauptung. Aber wo ist der Haken? Der zeigt sich, ebenso wie bei Baumeisters Behauptungen, in einer Reihe von Experimenten. Im ersten Experiment wiesen Dweck und ihre Kollegen aus Stanford nach, dass bei einigen Personen die Willenskraft nach einer kräftezehrenden Aufgabe erschöpft ist, während andere die nächste Herausforderung antreten können, ohne Anzeichen einer Erschöpfung der Willenskraft aufzuweisen. Der Unterschied zwischen diesen beiden Gruppen ist das, woran sie glauben. Für Personen, die glauben, dass die Willenskraft begrenzt sei, ist sie es auch. Für diejenigen jedoch, die der Ansicht sind, dass Willenskraft unbegrenzt sei, ist sie unbegrenzt.

In der zweiten Studie wurde die Überzeugung der Personen hinsichtlich der Willenskraft manipuliert. Anschließend wurden sie getestet. Erneut konnten Personen, denen man beigebracht hatte, an die Theorie des unbegrenzten Gutes zu glauben, immer noch mehr Willenskraft aufbringen, während diejenigen, die gelernt hatten, dass der Tank austrocknen kann, nach der ersten schwierigen Aufgabe ausgebrannt waren.

Dwecks drittes Experiment belegte, dass Personen aus beiden Lagern diesen Task gleichermaßen anstrengend fanden – nur dass die Personen, die die Willenskraft als unbegrenzt betrachteten, nicht zuließen, dass sie ausgelaugt wurden.

Zum Abschluss besah sich die vierte Studie das reale Leben der Personen mit diesen beiden Willenskraft-Theorien. Ein webbasierter Fragebogen beurteilte, was Studenten über die Willenskraft dachten. Darüber hinaus sollten Sie ein persönliches Ziel angeben. Zu einem späteren Zeitpunkt, in der Examenswoche, ermittelte der Fragebogen, wie oft die Studenten ferngesehen hatten anstatt zu lernen, wie oft sie fett- oder zuckerreiche

Nahrungsmittel zu sich genommen hatten und inwieweit sie ihrem persönlichen Ziel näher gekommen waren. Wahrscheinlich können Sie schon erkennen worauf es hinauslief: Studenten, die an eine begrenzte Willenskraft glaubten, hatten mehr Junk Food gegessen, mehr ferngesehen und weniger auf ihr Ziel hingearbeitet als diejenigen, die an eine unbegrenzte Willenskraft glaubten.

Nun, da Sie beide Argumente kennengelernt haben: An welches glauben Sie? Sind Sie eher bei Dweck aus Stanford oder bei Baumeister von der Florida State University? Ist Willenskraft begrenzt und stützt sich auf Glucose oder ist die Willenskraft ausschließlich durch Ihre Einstellung limitiert? Wenn Sie sich hinter ein Projekt klemmen und es abschließen müssen, während Sie dem Drang widerstehen, die Promi-News zu lesen, halten Sie es für besser, noch etwas tiefer zu graben oder einen süßen Saft zu trinken? Wenn Sie daran glauben, dass Sie stets noch etwas Willenskraft aufbringen werden, dann wird das so sein. Wenn nicht, mag es nötig sein, eine Limonade zu vernichten und mit den Konsequenzen zu leben, um Ihre Willenskraft zu verbessern. Ihre Taille wird es Ihnen danken, wenn Sie zunächst einmal die erste Strategie ausprobieren.

BEI STRESS AM ARBEITSPLATZ NICHT EINFACH NACHLASSEN, SONDERN EINEN GANG HOCHSCHALTEN

Ich möchte Ihnen eine Erkenntnis über Stress von unserer Freundin, der juvenilen Regenbogenforelle, vorstellen. Laut einer im Jahr 2003 in der Zeitschrift *Hormones and Behavior* veröffentlichten Studie ist offenbar bei „juvenilen Regenbogenforellen ähnlicher Größe und ohne offensichtliche Differenzen in der Sozialgeschichte" die Fähigkeit, Kämpfe um die gesellschaftliche Vorherrschaft zu gewinnen, bei denjenigen Fischen größer, die sich den Auswirkungen von Stress entziehen können. Die durchschnittliche juvenile Regenbogenforelle ohne besonders besorgniserregende soziale Belange sieht den Angriff als Job. Und die durchschnittliche Forelle erledigt ihre Arbeit besser, wenn sie nicht gestresst ist.

Wahrscheinlich erkennen Sie schon, wohin das führen soll. Aber halt! Wenn Sie nun keine gestresste Forelle, sondern eine gestresste männliche Ameise sind, dann ist die Auswirkung von Stress umgekehrt! In einem Artikel mit dem schönen Titel „Paarung mit gestressten Männchen erhöht die Leistungsfähigkeit von Ameisenköniginnen" belegen Wissenschaftler, dass die Paarung mit geflügelten Männchen, die im Vergleich mit den flügellosen Ameisen dazu neigen, total gestresst zu sein, „die Lebensdauer und Fruchtbarkeit junger Königinnen positiv beeinflusst", was man zugegebenermaßen in jeder Hinsicht als Gewinn sehen kann.

Nun stellt sich also die Frage: sind Sie eine Forelle oder eine Ameise? Wenn bei der Arbeit der Stress ausgebrochen ist, reagieren Sie positiv oder negativ? Wenn Sie unter Druck stehen, versäumen Sie es, wie eine Forelle anzugreifen, oder erhöhen Sie die Lebensdauer und die Fertilität der Königin?

Tatsächlich werden Sie wahrscheinlich beides tun, je nachdem, wie belastet Sie sich fühlen. Die meisten Menschen reagieren auf Stress in Form einer inversen U-Kurve. Das heißt, ihre Leistung ist ohne Stress beziehungsweise bei zu viel Stress schrottig. Am besten sind die Leistungen bei einem Stressniveau nach dem „Goldlöckchen-Prinzip", also weder zu viel noch zu wenig. Das leuchtet ein: Stress sorgt für einen beschwingten Schritt, aber zu viel davon kann Sie unter die Erde bringen. Nun ist es so, dass Sie Ihre Erfahrungen mit Stress so einsetzen können, dass sich der Goldlöckchen-Bereich ausweiten lässt. Das funktioniert so:

Erstens, chronischer Stress ist schlecht. Sie können nur eine bestimmte Zeit lang mit einem hohen Ausgangsniveau an Stress mithalten, bevor er sie einholt. Die Mayo-Klinik stellte fest, dass chronischer Stress zu einem höheren Risiko für Angstzustände, Depressionen, Verdauungsprobleme, Herzerkrankungen, Schlafprobleme, Gewichtszunahmen und Gedächtnis- und Konzentrationsstörungen führt. Es gibt sogar einige Belege, wonach Stress einige der gesundheitlichen Auswirkungen verursacht, die das Leben mit einem geringeren sozioökonomischen Status mit sich bringt. Eine Arbeit des Krebs-Instituts der University of Pittsburgh zeigt auf, dass Personen mit einem niedrigeren sozioökonomischen Status tendenziell unter Bedingungen leben, die zu chronischem Stress beitragen, einschließlich „Überbelegung, Kriminalität, Lärmbelästigung, Diskriminierung und sonstige Gefahren", und dass dieser höhere Basisstress, der damit einhergeht, dass man arm ist, zu den Gesundheitsproblemen beiträgt, die tendenziell mit der Armut zusammenhängen. Wie man es auch dreht und wendet, chronischer Stress ist weder motivierend noch produktiv, und am Ende fühlen Sie sich dadurch nur wie eine kleine zitternde Petrischale voller *E.-Coli*-Bakterien. Im Ernst, wenn Sie produktiv, gesund oder vielleicht beides gleichzeitig sein möchten, dann entledigen Sie sich des chronischen Stresses.

Und wie steht es mit dem, was Wissenschaftler „akuten" Stress nennen? Beispielsweise ein Projekt oder eine unerwartete Herausforderung, die die Stressbelastung von null auf hundert bringen, aber auch erlauben, dass man anschließend wieder runterkommt? Diese akute Belastungsreaktion haben Wissenschaftler beispielsweise untersucht, indem sie Ratten in einen Pool mit kaltem Wasser geworfen haben. Eine klassische Studie über die Reaktion des Menschen auf Stress ging aus einem überraschend ähnlichen Umstand hervor – weil Kleinunternehmer aus Pennsylvania in die kalten Gewässer einer Überschwemmung gestürzt wurden. Wissenschaftler befragten 102 dieser Kleinunternehmer, nachdem Hurricane Agnes 1972 mitten durch Pennsylvania gerauscht war, und sie stellten fest, dass ein subjektiv empfundenes Stressniveau zwischen 40 und 48 auf der von 0 bis 100 reichenden subjektiven Stressskala die höchste Leistung prognostizierte. Lagen die Kleinunternehmer in diesem Bereich, konnten sie am meisten erledigen. Es gibt allerdings noch einen weiteren interessanten Punkt: Der von Unternehmern *empfundene* Belastungswert hatte nichts damit zu tun, wie viel sie in dem Unwetter verloren hatten. Der gefühlte Belastungswert war völlig unabhängig davon, ob sie Verluste in Höhe von 5 oder 100 Prozent in der Flut hinnehmen mussten. Dies bedeutet, dass Stress und die Fähigkeit, den Stress im produktiven Goldlöckchen-Bereich zu halten, nicht notwendigerweise davon abhängen, was einem angetan wird, sondern wie man es bewertet und damit umgeht. Am Ende ist es bei der Prognose, wie gut Ihre Leistung sein wird, nicht wichtig, was Ihnen widerfährt, sondern wie Sie es wahrnehmen.

Ein Geheimnis der unter Druck gut arbeitenden Personen ist die Fähigkeit, mit dem Druck umzugehen. Können Sie bedeutungslose Situationen neu definieren? So definieren, dass sie weniger anstrengend sind? Denn dann könnten Sie die Motivation einfangen, die ein kleines bisschen Stress mit sich bringt. Aber vielleicht können Sie Ihre Erfahrung mit bedrückendem Stress so weit zurückdrehen, dass Sie ihn als anspornend, aber zu bewältigen empfinden? Wenn ja, können Sie lernen, unter Druck zu arbeiten.

Diese Studie belegt ebenfalls, unabhängig davon, unter wie viel Stress Sie stehen, dass allein zählt, wie Sie mit dem Stress umgehen. Ganz konkret nennt die Studie drei allgemeine Modelle der Stressbewältigung: Personen, die mit der Belastungssituation zurechtkommen, Personen, die die emotionale Erfahrung von Stress meistern, und Personen, die beide Bewältigungsstrategien einsetzen. Vorneweg das Offensichtliche: Menschen, die sich sowohl um die Situation als auch um ihre emotionale Reaktion auf den Stress kümmern, erbringen die beste Leistung unter Druck. Aber Achtung: Menschen, die sich mit der emotionalen Erfahrung von Stress auseinandersetzen, schneiden furchtbar ab, bis es richtig schwierig wird. Und die Menschen, die die Situation bezwingen, sind solange stark, bis der Stress sich erhöht und die Situation sie schließlich überwältigt. Wenn eine Belastungssituation über den Punkt hinauswächst, an dem die Situation selbst angemessen kontrolliert werden kann, wird es immer wichtiger, die *emotionale* Erfahrung der Belastungssituation zu kontrollieren.

Stressbewältigung auf zweierlei Art

Beim nächsten Mal, wenn Sie sich super gelangweilt oder unendlich gestresst fühlen, versuchen Sie sich die inverse U-Kurve von Stress und Leistung zu vergegenwärtigen: Ein bisschen ist gut, aber zu viel ist schlecht. Dann, wenn Sie nicht anders können, als auf dem Scheitelpunkt der Kurve zu balancieren, an dem der Stress Sie zu überwältigen droht, versuchen Sie, Ihre natürlichen Bewältigungsmechanismen mit Strategien der anderen Seite der Stressbewältigung zu vervollständigen. Wenn Sie ein Macher sind, versuchen Sie Ihren Gefühlen beizukommen; sind Sie eher jemand, der entspannt, dann versuchen Sie, die Stress verursachende Situation aufzulösen. Indem Stress sowohl von der situativen als auch von der emotionalen Seite verringert wird, geben Sie sich das beste Werkzeug in die Hand, um effizient mit ihm klarzukommen.

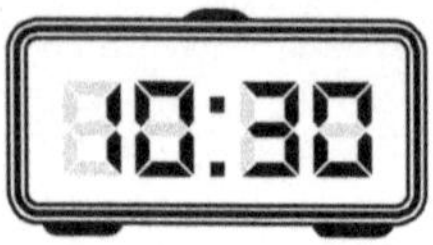

DIE FARBE FÜRS BÜRO: ROT ODER BLAU?

Achtung, aufgepasst: Eine Studie aus dem Jahr 1996 über Placebo-Pillen, die im *British Medical Journal* veröffentlicht wurde, belegt, dass rote Placebos als Aufputschmittel und blaue Placebos als Schlafmittel wirkungsvoller sind. Und noch etwas: Eine Studie über das griechisch-römische Ringen bei den Olympischen Spielen von 2004 zeigt, dass diejenigen Ringer, denen nach dem Zufallsprinzip rote anstatt blaue Trikots zugewiesen wurden, 55 Prozent der Kämpfe gewannen. Noch mehr gefällig? Es gibt Belege, dass eine blaue Außenbeleuchtung die Kriminalität reduzieren kann.

Sie haben schon davon gehört, und die Wissenschaft beweist es: Farben beeinflussen die Stimmung. Und sie beeinflussen einen sogar, wenn einem noch nicht einmal bewusst ist, dass man überhaupt eine Farbe *gesehen* hat! Beispielsweise berichtete eine Studie, die in der Zeitschrift *Psychological Science* publiziert wurde, dass grüne, blaue oder weiße Scheiben angeleuchtet wurden. Die Probanden wurden in ihrer späteren Wahrnehmung anderer Farben beeinflusst, selbst wenn sie sich der Farben, die sie gesehen hatten, nicht bewusst waren. Wenigstens ist es in diesem Experiment nicht so, dass die unterbewusste Wahrnehmung von Farben Schmusekätzchen in Tiger verwandelte. Trotzdem macht es deutlich, dass man Farben nicht bemerken muss, damit sie auf einen einwirken können.

Wenn Sie ein Anhänger der traditionellen Ansicht sind, dass unsere Fähigkeit, Farben wahrzunehmen, sich entwickelt hat, damit wir reife von unreifen Früchten unterscheiden können, ergibt die Auswirkung von Farben auf unsere Gefühle nicht allzu viel Sinn. Wieso sollten uns unreife Früchte beruhigen und reife Früchte aufwühlen? Was aber, wenn sich diese menschliche Fähigkeit nicht entwickelt hat, um die Farbe von Früchten einzuschätzen, sondern damit wir Gefühle besser lesen können? Wie sich gezeigt hat, sind die farbsensorischen Zapfen in den Augen exakt darauf abgestimmt, Farbveränderungen aufgrund des Sauerstoffgehalts des Blutes zu erkennen: das rote sauerstoffreiche Blut und das blaue Blut, das weniger Sauerstoff durch den Blutkreislauf transportiert. Jene Primaten, die die Fähigkeit, Farben zu erkennen, ausgebildet haben, sind auch diejenigen, deren unbehaarte Gesichter und/oder Oberkörper es zulassen, dass Gefühle über unsere blutreiche Haut gezeigt werden.

Natürlich ist es wichtig zu wissen, welche Früchte essbar sind. Dennoch mag es notwendiger sein, die Gefühle derer einschätzen zu können, in deren Gesellschaft man isst. Nachdem Jahrmillionen lang die Evolution das menschliche Gehirn dahingehend trainiert hat, rot als aggressiv und blau als beruhigend anzusehen, kann sich so etwas Winziges wie Ihr kognitiver Verstand nicht einfach darüber hinwegsetzen. Wenn nun ein Ringer seinen Gegner in einem roten Einteiler sieht, erscheint dieser Gegenspieler aggressiv und wütend. Womöglich *macht* das Tragen eines roten Einteilers den Gegner sogar tatsächlich etwas aggressiver und wütender. Da das Auge biologisch gesehen darauf optimiert ist, diese Farben zu erkennen, und das Gehirn sich so entwickelt hat, sie interpretieren zu können, mögen Sie sich in Ihrem blauen

Anzug ein kleines bisschen kleinlaut vorkommen. Sie könnten aber auch erwarten, dass eine blaue Pille Ihnen das Gefühl gibt, Sie hätten desoxygeniertes Blut, und eine rote, dass es in Ihnen vor belebendem Hämoglobin nur so wimmelt.

Oder Sie sitzen gestresst und dampfend in einem roten Büro, dabei könnten Sie sich ruhig (und schläfrig?) in einem blauen befinden. Die Frage der Farbe fürs Büro hängt im Wesentlichen davon ab, wie Sie sich während der Arbeit fühlen möchten. Streichen Sie es rot an, wenn Sie die Aggressivität brauchen. Andernfalls nehmen Sie blau, wenn Sie entspannen und relaxen möchten.

WENN'S NICHT DER IQ IST, WAS DANN? PRAKTISCHE INTELLIGENZ HILFT BEIM SOUVERÄNEN UMGANG MIT ZWICKMÜHLEN BEI DER ARBEIT

Egal, wie clever man ist – oder wie clever das Wunderkind von der Elitehochschule mit dem Informatik-Abschluss zu sein scheint –, ein gewichtiger Grund dafür, warum erfahrene Mitarbeiter für Unternehmen so wertvoll sind, ist, dass man die arbeitsbezogene praktische Intelligenz, die sich aus der Erfahrung ergibt, niemandem beibringen kann. Als Mitarbeiter wissen Sie Dinge, von denen Sie nicht einmal wissen, dass Sie sie wissen: das ganze angenommene Hintergrundwissen, durch das Sie Situationen reibungslos meistern können, selbst neue Situationen, ohne dass man Ihnen sagen muss, was zu tun ist. Forscher nennen dies *praktische Intelligenz*. Am anderen Ende des Spektrums der praktischen Intelligenz, ganz in der Tradition eines Oliver Twist, befindet sich der Computer (und dieses lästig übermotivierte Wunderkind). Stellen Sie sich beispielsweise vor, Sie erklären einem Computer, wie man ein Erdnussbutter-Gelee-Sandwich macht. Das menschliche Gehirn versteht, wenn man „mit Gelee bestreichen" sagt, soll das mithilfe eines Messers oder zumindest eines Löffels geschehen. Doch der Computer versteht das nicht. Er verfügt nicht über dieses Wissen, das wir für ein gegenseitiges Verständnis voraussetzen. Ist das Gelee verteilt, müssen Sie dem Computer sagen, dass es die Gelee- und die Erdnussbutter-Seite aufeinander legen soll, sodass das Gelee mit der Erdnussbutter in Kontakt kommt; ansonsten hat man am Ende ein verkehrtes Sandwich.

Wie viele Menschen kennen Sie, die wie dieser Computer sind? Mit jeder Menge Rechenleistung, aber ohne die praktische Intelligenz, die sie für sich nutzen können? Ach kommen Sie, wir kennen *alle* jemanden. Aber vielleicht ist es ja auch einer dieser Momente, wo Sie ertappt nach links und rechts schauen, weil es *Ihnen* schwer fällt, die Feinheiten von Situationen zu meistern, die andere scheinbar mühelos überwinden? Wir alle verfügen über eine unterschiedliche Menge an allgemeiner praktischer Intelligenz. Es ist wie mit dem IQ, der Kreativität oder der Größe – innerlich besitzen Sie eine messbare Menge an praktischer Intelligenz, die Ihnen entweder das Wissen vermittelt, wie man Dinge in den Griff bekommt, oder eben nicht.

Darüber hinaus besitzt jede Person praktische Intelligenz, die ausschließlich situationsbedingt ist. Sie wissen vielleicht, ob Sie in Ihrer eigenen Arbeitsplatz-Kultur durchaus zotig über die Trennwände hinweg erzählen können, was am vergangenen Wochenende vorgefallen ist, oder nicht. Oder dass es am produktivsten ist, im Pausenraum mit der Sekretärin des Chefs zu sprechen anstatt direkt mit dem Chef, will man die Anzahl der unnötigen Abteilungsbesprechungen minimieren. Die wird die Meinungen für die Höhergestellten erst filtern.

Das ist die praktische Intelligenz. Während die Intelligenz sich auf das Bewusstsein bezieht, hängt die praktische Intelligenz zum Großteil von Ihrem Unterbewusstsein ab. Anstatt Dinge gewollt zu erlernen, erfasst man sie zufällig; anstatt etwas explizit zu lernen, füttert man seine praktische Intelligenz durch das implizite Lernen.

Zur Beschleunigung können Sie versuchen, die praktische Intelligenz vom Unterbewusstsein ins Bewusstsein zu verschieben. In diesem Buch versuchen wir durchweg, uns von parolenhaften Strömungen fernzuhalten, die nicht durch die Wissenschaft auf Herz und Nieren geprüft wurden. Gleichwohl sieht es ganz danach aus, als wäre die *Achtsamkeit* mehr als nur ein kalifornischer Yoga-/Sushi-Trend. Im Grunde geht es bei der Achtsamkeit um Folgendes: Der Unterschied ist, dass Sie nicht nur vor dem Fernseher sitzen und sich eine Packung Oreo-Kekse mit doppelter Creme-Füllung reinpfeifen, sondern dass Sie Kekse essend vor dem Fernseher sitzen und dabei ganz genau wissen, was Sie tun und warum. Weder verbietet die Achtsamkeit besondere Verhaltensweisen noch sorgt sie dafür; es bedeutet, dass man Sie weniger an der Nase Ihres Unterbewusstseins herumführen kann, um etwas zu tun, zu denken, zu fühlen und zu glauben, was Ihr bewusstes Ich lieber nicht täte.

Untersucht man die eigenen Handlungen, anstatt sie lediglich auszuführen, bekommt man die Gelegenheit, Dinge in den Vordergrund des eigenen Verstands zu bringen, die üblicherweise im Hintergrund blieben. Sie haben die Chance, Implizites explizit zu machen und Ihre Intelligenz einzusetzen, um Ihre praktische Intelligenz zu erhöhen. Sie möchten wissen, wie? Dann lesen Sie weiter.

Achtsamkeit und praktische Intelligenz

Wir sind eingekeilt in miteinander verwobenen Dingen, die zwar mit unterschiedlichen Begriffen bezeichnet werden, jedoch in einen Topf geworfen werden, darunter praktische Intelligenz, emotionale Intelligenz, kulturelle Intelligenz und vieles mehr. Für jeden einzelnen dieser ein wenig unpräzisen Begriffe existiert eine Untersuchung, die belegt, dass Achtsamkeit genau das fördert. Hier ist eine Möglichkeit, zu üben: Fragen Sie sich, welches Hintergrundwissen ein Computer benötigen würde, um eine Ihrer Aufgaben bei der Arbeit zu erledigen. Was müsste der Computer wissen, damit er mit den gemeinnützigen Spendern sprechen kann? Oder mit Ihrem Boss? Oder mit den kleinen Leuten? Was bei der Arbeit entspricht der Kenntnis, die Erdnussbutter-Seite des Brotes in Kontakt mit der Gelee-Seite zu bringen? Genauso wichtig ist es anschließend zu fragen, *warum* das der Fall ist. Indem Sie die Achtsamkeit einsetzen, um das implizite Lernen eindringlicher zu machen, können Sie aus den Situationen, die Kenntnisse ohne Wissen erfordern, eine größere praktische Intelligenz ziehen.

WELCHEN LERNSTIL HABE ICH?

Sie haben sicherlich schon eine Menge über Lernstile gehört – einige lernen am besten durch Lesen, andere durch Hören, wieder andere durch Tun und noch mal andere durch Sehen und so weiter und so fort. Für einige von uns ist das Folgende nur schwer zu verdauen: Als Forscher hinter die Kulissen von Lernstilen blickten, fanden sie anstelle der Magie des großen und mächtigen Zauberers von Oz bloß einen kleinen reisenden Quacksalber aus Kansas, der an Hebeln saß und große Erklärungen abgab. Natürlich wissen die Leute, welchen Lernstil sie bevorzugen. Allerdings gibt es keinerlei Belege dafür, dass man besser lernt, wenn die Art der Unterweisung an den bevorzugten Lernstil dieser Person angepasst wird. Beispielsweise macht ein vom US-Bildungsministerium beauftragter Bericht folgende Beobachtung: „Kurz gesagt, es existieren ein paar vereinzelte positive Ergebnisse unbekannter Größenordnung, die von einer sehr viel größeren Anzahl veröffentlichter Fehlschläge bei der Suche nach Belegen in den Schatten gestellt werden, und wir vermuten zusätzliche neutrale Ergebnisse versteckt in den Schubladen von Wissenschaftlern."

Das bedeutet Folgendes für jedes beliebige Fach, in unserem Beispiel Mathematik: Wenn man visuell lernende Schüler auf visuellem Weg in Mathe unterrichtet, auditive Schüler auf auditivem

Weg und kinästhetische Studenten auf kinästhetischem Weg, so konnte nicht belegt werden, dass dies bessere Ergebnisse erzielt als der Einsatz einer einzigen Unterrichtsmethode für alle Schüler. Tatsächlich leidet sogar das Lernen, wenn versucht wird, Mathematik durch Kinästhetik oder Kunst zu unterrichten, indem so darüber gesprochen wird, dass es zu den Präferenzen der Schüler passt. Das liegt daran, dass – so sehr sich einige Eltern auch anderes wünschen – Bewegung nicht die beste Art ist, um Mathematik zu lehren, und Kunst eine visuelle Übung ist, keine auditive.

Anstatt darauf hinzuarbeiten, den Unterricht an die Lernstile von Schülern anzupassen, legt der Bericht des Bildungsministeriums nahe, dass „Pädagogen sich darauf konzentrieren sollten, die wirksamsten und schlüssigen Methoden zu entwickeln, um bestimmte Lehrinhalte zu präsentieren, die oftmals die Kombination unterschiedlicher Unterrichtsformen, wie Diagramme und Sprache, in sich gegenseitig verstärkender Form umfassen."

Dasselbe gilt für Sie bei der Arbeit. Es kommt nicht notwendigerweise darauf an, wie Sie neue Fertigkeiten und Informationen erlernen möchten, sondern wie die speziellen Fertigkeiten und Informationen am besten präsentiert werden. So sehr Sie sich vor Excel, Photoshop oder den zwischenmenschlichen Mechanismen, eine neue Kompetenz direkt von einem Dritten zu erlernen, der sie schon beherrscht, fürchten mögen: Wenn dies der beste Weg ist, an die Informationen zu gelangen, ist es eben der beste Weg. Unabhängig davon, was Sie für Ihren Lernstil halten.

Was kostet die Erforschung von Lernstilen?

Daniel Willingham, Professor für Psychologie an der University of Virginia und führend beim Entlarven des Lernstil-Mythos, weist darauf hin, dass der Glaube an Lernstile nicht nur einen „kinästhetischen Lernenden" dazu verdammen könnte, Mathematik auf ineffiziente Art durch Seilspringen zu lernen. Die in Lernstile investierte Forschungstätigkeit wird anderen wichtigeren und vielversprechenderen Dingen entzogen, die man untersuchen könnte. Könnten all die knisternden Neuronen der Bildungsforscher nicht besser genutzt werden, um tatsächliche Probleme beim Lernen und in Schulsystemen zu lösen? Ihr Auftrag heute lautet: Hören Sie auf, an Lernstile zu glauben. Einfach aufhören.

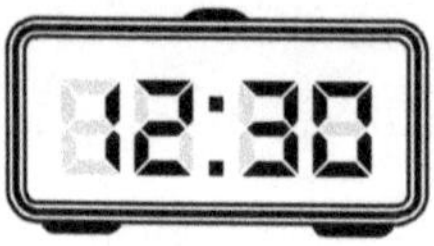

KREATIVE IDEEN IN DIE TAT UMSETZEN

Laut Gordon Kane, Direktor des Michigan Center für Theoretische Physik an der Universität Michigan in Ann Arbor, gibt es tatsächlich winzig kleine Quantenteilchen, die ins Dasein treten und wieder verschwinden. Sie entstehen aus dem Nichts und „stören temporär die Erhaltung der Energie", schreibt Kane in einem Artikel für *Scientific American*. Es scheint, als würde bei einer kreativen Idee dasselbe geschehen: Sie entsteht förmlich aus dem Nichts. Aber das ist mitnichten der Fall. Kreativität ist keine Glühbirne, die einfach über Ihrem Kopf aus dem Nichts auftaucht. Vielmehr baut Kreativität diese Glühbirne aus Ersatzteilen, die einfach so in Ihrem Gehirn brachliegen: das Glas von hier, der Glühdraht von dort, die metallene Schraubkappe von einer anderen Stelle.

Ein breit gefächertes Forschungsfeld, dass Kreativität nichts Neues erschafft, sondern daraus entsteht, dass neue Verbindungen zwischen Informationen und Ideen, die schon im Gehirn existieren, geschaffen werden. Anders ausgedrückt hängt sie von dem sogenannten *domänenspezifischen Vorwissen* ab. Als kreativer Elektroingenieur müssen Sie sich mit Elektrotechnik auskennen; um ein kreativer Künstler zu sein, sollten Sie einige Dinge über Kunst wissen. Betrachten Sie jede „Sache", die Sie wissen, als einen kleinen Punkt auf einem Gitternetz. Je mehr Punkte, desto mehr Möglichkeiten, sie zu verbinden. Wie YouTube-Videos zeigen, kann eine Katze, die über die Klaviatur eines Klaviers läuft, gegen die Regeln westlicher Musiktheorie verstoßen. Will man diese Regeln aber auf wahrlich *kreative* Weise brechen, ist es zuerst erforderlich, diese Gesetzmäßigkeiten sehr genau zu kennen.

Die echte Herausforderung für die Kreativität besteht darin, diese Informationspunkte zu sammeln, ohne sich von ihrer üblichen Verbindung einnehmen zu lassen. Wenn Sie sich beispielsweise für das Malen interessieren, werden Sie lernen, dass ein Maler den Pinsel auf eine bestimmte Art einsetzt, um Farbe auf der Leinwand zu verteilen. An diese Verknüpfung gebunden, würden Sie niemals ein Jackson Pollock werden. (Interessant ist, sobald Pollocks Kreativität diese Verknüpfung zwischen dem Malen und dem Einsatz eines Pinsel durchtrennt hatte, traten massenhaftes Maler auf, die die Farbe auf die Leinwand druckten, spuckten, sprühten oder auf sonstige Weise, ohne den herkömmlichen Einsatz eines Pinsels, aufbrachten.)

Eine Möglichkeit, Wissen zu sammeln, ohne dadurch gebunden zu sein, ist, es aus vielen Bereichen zu ziehen. Nehmen wir das berühmte Beispiel von Pete Gogolak, dem ungarisch-amerikanischen Footballspieler. Gogolak wuchs in Ungarn auf, wo er Fußball spielte. Schließlich kam er als Student an der Cornell University dazu, American Football zu spielen. Da er kicken konnte, wurde er als Kicker eingesetzt. Nur dass er nicht wie ein Football-Spieler kickte; er hatte Kenntnisse aus einem anderen Feld, dem Fußball. Und so näherte er sich dem Football von hinten nicht in einer geraden Linie wie im Football üblich. Gogolak stand zwei Schritte hinter und drei Schritte seitlich zum Ball, sodass er ihn wie einen Fußball kicken konnte. In den 1960er- und 1970er-Jahren spielte Gogolak für die New York Giants, und am Ende seiner Laufbahn kickte fast jeder die Feldtore im Fußball-Stil. Er besaß das domänenspezifische Vorwissen übers Kicken, verband es aber mit dem American Football auf eine neue Art.

Dieses Einsickern von Kreativität aus anderen Bereichen mag der Grund sein, warum Studenten des MIT gut daran täten, Kurse in Geisteswissenschaften zu belegen. Als kreativer Elektroingenieur ist man zwar auf das domänenspezifische Vorwissen über Elektrotechnik angewiesen, aber es ist hilfreich, noch anderes Wissen außerhalb dieses Feldes zu besitzen, das man einfließen lassen kann. Beschränkt man die Fülle seiner Kenntnisse, grenzt man die Tiefe seiner Kreativität ein.

Darüber hinaus müssen Sie Ihre Kreativität hören können. Eine Schwierigkeit beim Herstellen neuer Verbindungen in Ihrem Gehirn ist, dass diese selten so laut sind wie die Rufe der bestehenden Verbindungen. Die Anwendung in der Vergangenheit neigt dazu, die *mögliche* Umsetzung in der Zukunft zu übertönen. Man muss sehr genau hinhören, um die Kreativität bei all dem Lärm, den Ihre Erfahrung macht, zu verstehen. Experimente zeigen, je mehr Erfahrung vorhanden ist, desto lauter das Getöse. Eine Lösung haben wir schon kennengelernt: Drücken Sie die Schlummertaste. Ein Gehirn, das sich am Übergang in den Schlaf oder in einem unkonzentrierten, entspannten Zustand befindet, ist weitgehend frei von vorgefassten Überlegungen und bereit für den Ausbruch einer kreativen Einsicht. Ebenso beobachtete ein klassischer Artikel im *Journal of Creative Behavior* Studenten von der Cornell University (obgleich ohne Erwähnung von Gogolak) jahrelang, nachdem sie die Technik der transzendentalen Meditation erlernt hatten, und belegte, dass Studenten, die diese Technik beibehielten, in der Lage waren, sie für die Erzeugung kreativer Gedanken einzusetzen.

Seien wir doch ehrlich: „Die Aufmerksamkeit nach innen zu wenden, hin zu den subtileren Ebenen eines Gedankens, bis der Geist die Erfahrung des subtilsten Zustands des Gedankens transzendiert und an der Quelle des Gedanken ankommt", wie von Maharishi Mahesh Yogi empfohlen, klingt wahrscheinlich ein bisschen seltsam. Und wenn es ein bisschen zu seltsam klingt, um es auszuprobieren, werden Sie aller Wahrscheinlichkeit nach niemals so kreativ sein, wie Sie sein könnten. Das liegt daran, dass die letzte Zutat der Kreativität ein Stück Ihrer Persönlichkeit ist, das bestimmt, wie sehr Sie sich an kulturelle Normen gebunden fühlen. Würden Sie sich furchtbar gedemütigt fühlen, wenn Ihre Kollegen oder Kommilitonen Sie barfuß im Schneidersitz, tief in Meditation versunken, vorfinden würden? Würden Sie je nackt Modell stehen für einen Kurs in Aktmalerei? Können Sie sich vorstellen, sich über die Tradition der Kunst lustig zu machen, die zurück ins 14. Jahrhundert nach Florenz reicht, und Farbe auf eine Leinwand zu schnipsen?

Wenn Sie sich eifrig domänenspezifisches Vorwissen angeeignet haben, über Ihren Bereich hinaus nach Einflüssen gesucht haben, bereit sind, auf das Raunen ganz hinten in Ihrem Kopf zu hören, und dazu veranlagt sind (oder den Mut aufbringen können), für Irritation zu sorgen, dann sind Sie bereit, den nächsten großen Schritt in der Kreativität zu gehen, ob nun im Bereich der Elektrotechnik, der Kunst oder dem Kicken eines Footballs.

Ist Kreativität nur, an das Naheliegende zu denken?

Eine Besprechung im *Creativity Research Journal* aus dem Jahr 2004 sah sich die Lehren aus 70 Studien an, um zu belegen, dass Kreativität tatsächlich erlernbar ist. Es gibt Dinge, die man unternehmen kann, um kreativer zu werden. Was gut funktioniert, wird ebenfalls in dieser Besprechung aufgezeigt: Kognitive Trainingsmaßnahmen sind besser geeignet als ein Training, das versucht, die Kreativität aus dem sozialen, persönlichen und motivierenden Blickwinkel zu erschließen. Das bedeutet, um die Kreativität zu fördern, ist eine Veränderung Ihrer Denkweise erforderlich, aber nicht notwendigerweise die Anpassung Ihrer Stimmung oder Motivation. Um Ihre Gedanken kreativ werden zu lassen, konzentrieren Sie sich darauf, Probleme zu identifizieren, Ideen zu entwickeln und Konzepte auf neue Art zu kombinieren; der Artikel zeigt, dass das Training in diesen Bereichen den größten Vorteil bietet. Interessanterweise war es nicht die Fähigkeit des „divergenten Denkens“ beim Brainstorming, die zum größten Kreativitätsschub führte, sondern Fähigkeiten, die bei der Analyse von Problemen zum Tragen kommen, wie konvergentes Denken (die Definition von Antworten), kritisches Denken sowie die Identifikation von Hindernissen. Wenn Sie kreative Lösungen entwickeln möchten, definieren Sie zuerst, was Sie wissen und tun können (oder auch nicht), anschließend üben Sie das Arbeiten innerhalb dieser Parameter, um aus alten Informationen Neues entstehen zu lassen.

HEUTE ETWAS ERLEDIGEN, WAS BIS MORGEN ZEIT HÄTTE?

Heute ist der Tag, an dem Sie sich daran machen, alle Dateien auf dem gemeinsam genutzten Laufwerk Ihrer Abteilung aufzuräumen. Oder Sie gehen zur Universitätsbibliothek und leihen sich die Bücher für Ihr Forschungsprojekt über das alte Mesopotamien. Oder Sie befreien Ihre Regenrinnen vom Laub. Schließlich wissen Sie, die ungeordneten Dateien kosten Sie täglich mehrere Minuten, früher oder später müssen Sie anfangen, über das alte Mesopotamien zu lernen, und wenn Sie das Laub nicht entfernen, wird der nächste große Regenguss die Regenrinnen vom Dach reißen, womöglich Pfadfinderinnen treffen, die Ihnen an der Haustür Kekse verkaufen wollten, und Ihnen so die Kekse verwehren.

Aber heute würde es Sie mehr Zeit kosten, die Dateien zu ordnen, als sie zu durchsuchen, Ihre Forschungsarbeit ist erst nach dem Wochenende fällig und der Wetterbericht erwähnte mit keinem Wort Regen für diese Woche. Und so geben Sie dem nach, was ein Artikel in der Zeitschrift *Psychological Bulletin* als „eine vorherrschende und schädliche Form des selbstregulierenden Scheiterns“ bezeichnet.

Mist, das klingt doch etwas hart. Wie schlimm ist dieses Aufschieben, auch Prokrastination genannt, eigentlich?

Es ist schon schlimm genug, beim Versuch, die Antwort auf diese Frage zu finden, unter anderem Folgendes in einem Artikel im *Journal of Research in Personality* auszugraben: „Bei Personen mit hohen Werten auf der Prokrastinationsskala lag die Wahrscheinlichkeit höher, die fertiggestellte Aufstellung zu spät einzureichen." Wer sind diese Faulenzer, deren Charakter es erschwert, sie auf konsistente Art zu bewerten?

Zum Großteil sind es die, mit denen man rechnen würde: unorganisierte, impulsive, ablenkbare Personen, die ihre Freude an Projekten höher einschätzen dürften, wenn die Dauer bis zum Projektende geringer ist. Zumindest trifft das zu, wenn ihnen das Projekt von einer anderen Kraft zugewiesen wurde. Sehen Sie, Wankelmütige glauben auch an ihre eigene Effizienz und werden von anderen Faktoren als Erfolg motiviert.

Immer deutlicher zeigt die Forschung, dass Prokrastination kein mangelndes Können ist, sondern eher eine Unterbrechung zwischen den Anforderungen einer Aufgabe und der Motivation des Zauderers. Die Wankelmütigen werden von innen heraus und nicht von außen her motiviert. Das bedeutet, weder das Locken mit einer Belohnung noch die Warnung, dass der Himmel einstürzt, wird ihre Motivation auf den Schwellenwert des Handlungsbedarfs anheben. Stattdessen muss der Aufschieber etwas tun *wollen*. Vielleicht würde er oder sie just in dieser Minute mit der Arbeit an einem Modell einer alten mesopotamischen Zikkurat anfangen, aber kein Drohen, kein Schmeicheln würde bewirken, dass diese Person einen Bericht über dieselbe verfasst.

Sollten *Sie* der Zauderer sein, liegt das Geheimnis zur Reduzierung Ihrer Aufschieberitis – etwas, das 95 Prozent aller Prokrastinatoren angeblich wollen – nicht darin, sich auf Belohnungen oder Strafen zu konzentrieren oder gar neue Belohnungen und Strafen zu entwickeln, sondern Aspekte an einem Projekt zu suchen, die Sie motivieren. Wegen keiner Begründung der Welt werden Sie sich an die Arbeit machen. Nur die für Sie glaubhaften Aspekte eines Projekts geben Ihnen Starthilfe.

Laut den Autoren des Artikels im *Psychological Bulletin* ist eines sicher: „Weitere Forschungstätigkeiten zur Prokrastination sollten nicht aufgeschoben werden."

Zuckerbrot und Peitsche

Wenn die intrinsische Motivation für ein Projekt kaum aufzutreiben ist, ziehen Sie eine weitere Möglichkeit in Betracht, Ihren Verstand auszutricksen, um die Aufschieberitis zu reduzieren: belohnen Sie sich für die Fertigstellung. Das ist die sogenannte „Erledige deine Arbeit, damit du spielen kannst"-Strategie. Eine motivierende Aufgabe ans Ende einer nicht motivierenden Aufgabe zu stellen, kann bewirken, dass Sie an der Beseitigung des gesamten Berges arbeiten. Das wäre der Zuckerbrot-Ansatz. Allerdings gibt es noch die Peitsche: Sie könnten versuchen, sich selbst teure Fristen aufzuerlegen. Schaffen Sie es beispielsweise nicht, bis zu einem bestimmten Termin fertig zu werden, müssen Sie einer politischen Sache fünf Euro spenden, mit der Sie nicht übereinstimmen. Allerdings zeigt ein Artikel von Dan Ariely in *Psychological Science*, dass wir ziemlich mies darin sind, diese selbst auferlegten Fristen zu bestimmen. Als er Studenten fürs Korrekturlesen bezahlte, fanden Studenten mit selbst auferlegten Fristen (im Gegensatz zur Arbeit mit von außen bestimmten Terminen) weniger Fehler und verdienten weniger von dem Geld des Forschers. Noch einmal: Personen, die zur Prokrastination veranlagt sind, verfahren eher dann am besten, wenn sie sich selbst ein internes Zuckerbrot anbieten, als dass ihnen mit einer externen Peitsche gedroht wird (oder sie sich selbst damit drohen).

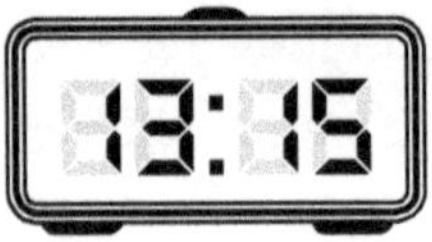

DAS ARBEITSGEDÄCHTNIS PACKEN

Wenn Sie jemals einen Rucksack für eine Wanderung mit Übernachtung gepackt haben, wissen Sie, dass alles seinen Platz hat. Ihr Schlafsack befindet sich ganz unten im Bodenfach. Die schwere Tasche mit den Nahrungsmitteln ist tief unten und eng an Ihrem Rücken; die Isomatte wird außen festgeschnallt und die aufblasbare Unterlage, die oben drauf liegt, hineingestopft. Kleine Aufbewahrungsbeutel verstauen das Kochgeschirr, Extra-Kleidung und Hygieneartikel. Das alles ist weggepackt für einen späteren Zeitpunkt auf der Wanderung. Aber das Deckelfach des Rucksacks, ja, da kommt alles Wichtige hinein, alles, was Sie während des Tages benötigen: Snacks, Sonnenschutz, Karte und Kompass, eine Rolle Klebeband für die Behandlung von Blasen und einen Wasserentkeimer. Morgen können Sie frische Nahrungsmittel aus der verstauten Tasche in das Deckelfach legen, aber für den Moment haben Sie alles, was Sie wahrscheinlich brauchen, gleich oben zur Verfügung.

Mit Ihrem Gehirn ist es dasselbe. Sie haben viele Gedächtnisarten, und eine jede hat ihren Platz. Das kinästhetische Gedächtnis unterscheidet sich vom emotionalen. Das wiederum weicht von Ihrem Gedächtnis für Gesichter ab, das abermals vom Faktenspeicher differiert. Die überwiegende Mehrheit verstauen wir gut verpackt tief in unserem Gehirn. Das, was wir jetzt brauchen, platzieren wir in das Deckelfach unseres Gehirns: in das Arbeitsgedächtnis. Wenn Sie mehr Informationen nutzen und verarbeiten wollen, werden Sie das Fassungsvermögen dieses Deckelfachs, also Ihres Arbeitsgedächtnisses, erweitern müssen.

Da wir im Arbeitsgedächtnis die Informationen für jeden nur denkbaren Zweck handhaben, ist das Leistungsvermögen Ihres Arbeitsgedächtnisses von absolut zentraler Bedeutung für beinahe alles, was Sie mit Ihrem Kopf erledigen. Wir haben gesehen, ist das Arbeitsgedächtnis vollgepackt mit Bedrohungen durch Stereotype („Stereotype Threat"), ist es möglich, beim Längsparken oder einem Mathe-Test völlig zu versagen. Darüber hinaus ist die Begrenzung des Arbeitsgedächtnisses mit ein Grund, warum Multitasking so schwer fällt. Man kann einfach nicht so viele Informationen vorne im Gedächtnis behalten.

Und das liegt daran, dass es einfach nicht sehr viel aufnehmen kann. Eine falsche Annahme besagt, dass das Arbeitsgedächtnis sieben Informationsgruppen, sogenannte „Chunks", fassen kann. Vielleicht kennen Sie auch die irrige Erweiterung dieser Annahme, dass das siebenstellige Arbeitsgedächtnis der Grund dafür ist, weshalb wir in den USA siebenstellige Telefonnummern haben. Heute wissen wir, dass nur wenige Menschen die vollen sieben Blöcke erfassen können, wir wissen aber auch, dass wir mit Übung, Wissen und Sachkenntnis große Mengen an Informationen in einem einzigen Block speichern können. Ein einfaches Beispiel: Wenn Sie sich die Telefonnummer einer Person merken möchten, die in Süd-Ontario lebt, kann das Abspeichern der Vorwahl 519 drei volle Blöcke Ihres Arbeitsgedächtnisses beanspruchen; rufen Sie allerdings einen Freund in der Stadt Reeves, Louisiana, an, wäre sicherlich nur ein Block vonnöten, um sich an 666 zu erinnern. (Früher zumindest: denn die Einwohner dieser kleinen, gläubigen Stadt haben erfolgreich die Bundesregierung darum ersucht, ihre Stadt von der Zahl des Teufels zu befreien – aber das ist nebensächlich.) Gleichermaßen würde es Ihnen schwer fallen, sich die Buchstaben *M-a-s-c-a-r-p-o-n-e* einzeln zu merken. Nimmt man sie aber als ein Wort, *Mascarpone*, dann ist nur ein Block des Arbeitsgedächtnisses oder weniger vonnöten (insbesondere, wenn man sich mit italienischer Rechtschreibung auskennt).

Aller Wahrscheinlichkeit nach verstehen Sie sich schon darauf, sich Zahlen mit sich wiederholenden Ziffern oder Buchstaben, die ein Wort ergeben, zu merken. Wären Sie Schachexperte, könnte es sich mit einer Bauernpyramide ähnlich verhalten: Sie sehen sie, erkennen sie und ordnen sie zu. Und das gesamte Muster weisen Sie einem einzigen Block in Ihrem Arbeitsgedächtnis zu. Sind Sie hingegen der Ansicht, dass man Schach spielt, indem man die Figuren des Gegners einsammelt, müssen Sie sich eventuell jede Bauernposition einzeln merken, was viel mehr Arbeitsgedächtnis in Anspruch nimmt. Ähnliches gilt für jede Art der Sachkenntnis – je fachkundiger Sie sind, desto besser können Sie eine Reihe von Informationen, die zusammengehören, „zu einem Block zusammenfassen".

Denken Sie darüber nach. Was wissen Sie? Soll heißen, in welchen Bereichen der Arbeit, der Hobbys, der Familie oder des geheimen Wissens sind Sie ein Experte? Wenn Sie sich mit Baseball auskennen, werden Sie die komplette Abfolge eines Innings „in einem Block" zusammenfassen können; oder Sie können ein Soufflé backen, dann wird die Zutatenliste womöglich nicht einmal einen ganzen Block einnehmen. Wissen Sie, wie man ein Gerüst baut? Dann müssen Sie wahrscheinlich nicht jedes einzelne Maß gewissenhaft aufschreiben. Aber hüten Sie sich vor Ihren fachmännischen Einordnungs- und Bündelungsversuchen. Denn das Experten-Arbeitsgedächtnis hat eine weitere Funktion. Es tendiert zu der Annahme, dass jeder neue Fall dem schon bekannten Wissen gleicht. Das heißt, dass Experten dazu neigen, Dinge zu übersehen. Zu sehen ist das beim Schachspielen. Es gibt eine Rangliste der Schachspieler, die ihr Experten-Arbeitsgedächtnis sehr gut nach Zügen durchsuchen können, die auf die meisten Aufstellungen passen. Und dann existiert eine noch höhere Klassifizierung, bei der die Meister zwar die „richtigen" Züge kennen, aber nicht an sie gebunden sind. Diese höhere Einstufung ist der Inbegriff des Arbeitsgedächtnisses.

Das Gedächtnis vergrößern

Wissenschaftler konnten belegen, dass das wiederholte Ausüben besonders schwieriger Denksportspiele das Arbeitsgedächtnis vergrößern kann. Das eine Lager in der tobenden Auseinandersetzung im Bereich der Intelligenzforschung glaubt sogar, dass das Trainieren des Arbeitsgedächtnisses den IQ erhöhen kann. In einem vielversprechenden Denksportspiel, dem *„Dual n-back"*-Test soll man sich eine Reihe von Informationen merken; nicht einfach nur eine Zahlenreihe, die auf einem Papier steht, oder eine Buchstabenreihe, die man über Kopfhörer vorgelesen bekommt, sondern beides gleichzeitig. Man beobachtet diese Reihen und meldet den Buchstaben, die Zahl oder das Symbol, das man zwei oder drei oder vier Schritte vorher gehört oder gelesen hat (daher das *n* im Namen *„n-back"*). Für Sie ist der *n*-back-Test nur eine schnelle Google-Suche entfernt. Wenn Sie ernsthaft etwas Starkes unternehmen wollen, um Ihr Gehirn zu vergrößern, und Sie sich nicht vor harter Arbeit fürchten, kann dieses Training den Gehirnbereich ausweiten, mit dem Sie die Dinge anpacken.

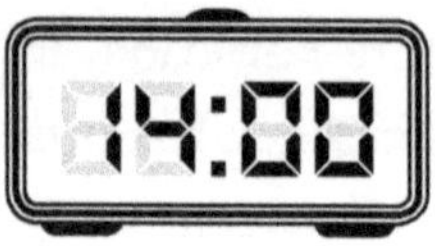

ES IST ERST 14 UHR. UND SIE SIND SCHON VÖLLIG KAPUTT?

Sie befinden sich im letzten Drittel eines langen Arbeitstags, am Ende einer langen Woche, am Ende eines langen Jahres ... und Sie sind am Ende. Sie geben alles, um diese Geräte herzustellen, aber zu welchem Zweck? Sie sind ausgelaugt, mehr emotional als physisch. Aber Ihre fehlende emotionale Energie bewirkt, dass sich jede Handlung anfühlt, als würden Sie durch einen Bottich mit Melasse stapfen. Dabei pfeifen Sie auf diese verdammten Geräte. Tatsächlich ist es sogar so, wenn Sie heute noch eins sehen, pfeffern Sie es zum Fenster hinaus.

Das ist durchaus nachvollziehbar, nicht wahr? Wir alle werden der Dinge überdrüssig, mit denen wir arbeiten, der Dinge, die wir herstellen. Was aber, wenn dieses „Ding" eine Person ist? Ein Burnout kann genauso heftig, wenn nicht heftiger, in Berufen sein, in denen man es mit Menschen zu tun hat. Und in diesem Fall können die Konsequenzen weiter reichen, als ein schlechtes Produkt herzustellen, und sich in das Reich der emotionalen oder körperlichen Gefahr für die Menschen erstrecken, die am anderen Ende des Burnouts sind.

Das klassische Beispiel sind Krankenschwestern. Zuerst ist da der Mangel an qualifizierten Fachkräften: Bei jedem zusätzlichen Patienten, der dem Pensum einer Krankenschwester hinzugefügt wird, erhöht sich die Sterbewahrscheinlichkeit in den 30 Tagen nach der Aufnahme um weitere sieben Prozent. Und jeder Patient, der dem Pensum einer Krankenschwester hinzugefügt wird, erhöht die Wahrscheinlichkeit eines Burnouts um 23 Prozent. Sicher ist es schwieriger, sieben Bälle in der Luft zu halten, als sechs. Doch zusätzlich zu der Schwierigkeit, mehr Menschen zu beobachten, sind der Zynismus und die Depersonalisierung wesentliche Bestandteile des Burnouts von Krankenschwestern – Krankenschwestern (und auch andere Dienstleistungsberufe) betrachten die Menschen mit der Zeit nicht nur als Gegenstand, sondern sie begegnen den Beweggründen der Patienten mit Zynismus, ihren Fähigkeiten mit Pessimismus und sie beginnen an die Zwangsläufigkeit eines schrecklichen Endes zu glauben.

„Diese abgestumpfte, gar entmenschlichte Wahrnehmung anderer kann Mitarbeiter zu der Meinung verleiten, ihre Kunden würden ihre Schwierigkeiten verdienen", erläutert ein Artikel im *Journal of Occupational Behavior.*

Zahlreiche Lösungen wurden für das Problem des Burnouts vorgeschlagen, von mehr Freizeit, um die emotionalen Speicher wiederaufzufüllen, bis hin zum Positionenwechsel innerhalb des Unternehmens, um das Ausgebranntsein wegen Langeweile und Selbstgefälligkeit zu vermeiden. Wenn Sie Burnout tatsächlich bekämpfen oder heilen möchten, müssen Sie vor allem einen Weg finden, Ihr persönliches Erfolgsgefühl zu verstärken.

Ernsthaft: Das Maslach Burnout Inventory, der am weitesten verbreitete Test für das Burnout-Syndrom und einen bevorstehenden Burnout, belegt, dass am anderen Ende des Spektrums von Depersonalisierung und emotionaler Erschöpfung, die das Burnout-Syndrom prognostizieren, die persönliche Leistung steht, die uns davor schützt. Es stellt sich heraus, dass einem Burnout zwingend ein Mangel an persönlicher Leistung vorausgeht und dass „das Gefühl, die eigene Kompetenz und die erfolgreiche Verwirklichung in der eigenen Arbeit mit Menschen zu erfahren“ gegen einen Burnout schützen kann. Wenn Sie Fragen wie „Ich habe das Gefühl, das Leben anderer durch meine Arbeit positiv zu beeinflussen“, „Ich habe lohnenswerte Dinge in diesem Job erreicht“ und „Ich kümmere mich sehr effektiv um die Probleme meiner Kunden“ bejahen können, dann stehen die Chancen sehr gut, dass Sie selbst einen emotional aufreibenden Job überstehen werden. Es geht darum, etwas zu bewegen. Wenn Sie dieses Gefühl in letzter Zeit nicht bei der Arbeit verspürt haben, ist es Zeit, außerhalb Ihres Arbeitsplatzes danach zu suchen, zu beurteilen, inwieweit Sie Ihren Job anders erledigen können, oder sich nach einer anderen einträglichen Stelle umzusehen. Im Gegensatz dazu ist das Verharren in der Ineffizienz der sicherste Weg in den Burnout.

Mit etwas Hilfe ...

Studien an Krankenschwestern belegen zudem, dass es ebenfalls hilfreich beim Vermeiden eines Burnouts ist, wenn man sich auf den Nutzen der eigenen Kollegen konzentriert. Wenn man diejenigen, mit denen man zusammenarbeitet, als Menschen ansieht, scheint es, dass man leichter an dem Gedanken festhalten kann, dass auch die Kunden menschlich sind. „Durch Solidarität werden Pflegekräfte besser gerüstet sein, den Stress, der mit der Pflege von Menschen verbunden ist, zu überwinden“, ist in einem Artikel in der Zeitschrift *Nursing Clinics of North America* zu lesen. Wenn Sie auf dem Weg sind, „auszubrennen“, tun Sie sich mit Menschen zusammen, die im selben Boot sitzen.

SO LESEN SIE DIE GEDANKEN IHRER KOLLEGEN

Da ist er, der heiße Kollege Ihrer kühnsten Träume. Er isst ein Sandwich und starrt mit einem Ausdruck reinster Verzückung den Gang entlang zu Ihrem Großraumbüro-Abteil. Da ist sie, Ihre Chefin, die ihre Hornbrille wieder nach oben schiebt, während sie den Bericht beäugt, den Sie ihr gerade auf den Schreibtisch gelegt haben. Was wollen diese Leute mit ihren Gesten aussagen? Das Geheimnis ist, sich in diejenigen hineinzuversetzen und dieselben Gesten auszuprobieren. So können Sie sehen, was Sie selbst damit bezwecken, würden Sie dieselben Dinge tun. Tatsächlich macht das Ihr Gehirn für Sie automatisch.

Wir wissen das, weil eine Gruppe italienischer Forscher in den 1980er-Jahren Elektroden in das Gehirn von Affen einsetzten, um das Feuern der Neuronen als Antwort auf die Bewegungen der Affen aufzuzeichnen. Bewegte ein Affe seinen Arm, feuerten die Neuronen oder auch nicht. Während des gesamten akribisch durchgeführten Verfahrens der Untersuchung und der Kontrolle machten sich die Forscher daran, den Sitz dieser Bewegungen im Affengehirn zu kartieren. Nun, Affenhirnen zuzusehen macht hungrig. Anstatt sich aber von der Aufgabe des Affenbeobachtens zu lösen, brachten die Forscher ihr Essen mit ins Labor. Sie können es sich in etwa vorstellen: Forscher sehen Affen dabei zu, die wiederholt Essen vom Teller an den Mund führen, während die Affen zurück zu den Forschern starren, die dasselbe tun. Selbstverständlich konnten die Wissenschaftler diese Nahrungsaufnahme in den Gehirnen der Affen sehen – Hand zum Essen, Essen zum Mund, Neuronenfeuer, Wiederholung ad infinitum.

Nur dass die italienischen Forscher die „Fütterungs"-Neuronen im Affengehirn nicht nur feuern sahen, wenn die Affen Nahrung aufnahmen. Wenn die *Forscher* aßen, waren die Affengehirne aktiviert, als würden die Affen selbst essen. Sie kennen das Gefühl, in einer Gruppe zu stehen und nur einer hat einen Latte macchiato dabei, während alle anderen zusehen und ihnen das Wasser im Mund zusammenläuft? Ihr Neid ist zum Teil der Tatsache geschuldet, dass Ihr Gehirn ausprobiert, wie es sich anfühlen würde, wenn auch Sie einen Latte macchiato hätten.

Beobachten Affen die Forscher beim Essen, ahmen ihre Gehirne die Aktion nach. Wenn man eine andere Person erlebt, kann das Gehirn nicht umhin, es muss ihre Aktionen und Gefühle nachahmen, in sie hineinschnuppern, ganz so, als wären es Schattenprozesse des eigenen Gehirns.

Diese Spiegelung wird verursacht durch spezielle Zellen, genannt *Spiegelneuronen*, die zwar in Ihrem Gehirn angesiedelt sind, aber die Menschen um Sie herum genau im Auge behalten. Lächelt Sie jemand an, versuchen die Spiegelneuronen in Ihrem Gehirn zu lächeln; wenn jemand finster dreinblickt oder M&Ms isst, ist es, als würden Sie das tun. Ungeachtet der Tatsache, was man sonst darüber lesen kann, das ist so ziemlich alles, was wir mit Sicherheit über die Spiegelneuronen wissen: Sie existieren, sie imitieren die Aktionen anderer und sie sind äußerst cool.

Es gibt drei Theorien, warum wir Spiegelneuronen besitzen. Vielleicht gibt es sie wegen unserer evolutionären Vergangenheit – in der es ganz nett war zu wissen, ob Thog vorschlug, dass man zusammenarbeitet, um das Mammut zu erlegen, oder ob er andeutete, dass er einen auf blutige Art erledigen würde. Eine weitere Theorie besagt, dass wir Spiegelneuronen entwickelten, um aus den Erfahrungen anderer zu lernen. Bekannt ist, dass man aus eigener Erfahrung lernt: Je öfter man Dartpfeile wirft oder Pinselstriche ausführt oder gegen einen Tennisball schlägt, desto besser beherrscht man diese Dinge. Allerdings kann man auch durch Beobachten anderer Menschen lernen, diese Dinge zu tun. Und vielleicht kann man durch die Spiegelneuronen die Aktionen anderer präziser im Gehirn verschlüsseln. Durch das automatische Imitieren der Handlungen anderer sickert eventuell ein Teil dieser Übung bis zu einem selbst durch. Und schließlich kann man durch Spiegelneuronen eventuell Mitgefühl empfinden. Wenn Sie zu einem Freund sagen „Ich kann deinen Schmerz nachempfinden", dann machen das die Spiegelneuronen buchstäblich wahr. Diese gespiegelte Darstellung der Gefühle einer anderen Person ist womöglich der Grund dafür, dass man im Beisein einer ängstlichen oder deprimierten oder begeisterten Person die emotionalen Überreste ihrer Erfahrung fühlen kann.

Mit dieser Einstellung gegenüber der Rolle von Spiegelneuronen in der Empathie geht eine vorgeschlagene Verbindung zwischen der Störung von Spiegelneuronen und Autismus einher. Diese Verknüpfung hat eine eigene griffige Bezeichnung: die „Broken-Mirror"-Theorie des Autismus. Zu beiden Perspektiven gibt es schlüssige Abhandlungen.

Äff mich nach, Schatz

Im faszinierenden Zustand der *Echopraxie* imitieren Menschen zwanghaft die Bewegungen anderer. Es gilt: Was du siehst, ist was du tust. Immer mehr Anzeichen sprechen dafür, dass dieses Leiden von der Unfähigkeit verursacht werden könnte, das Drängen der Spiegelneuronen zu hemmen. Beobachtet man, wie eine andere Person agiert, spielen die meisten Gehirne eine Version dieser Bewegung nach. Diese Nachahmung endet allerdings im Gehirn. Bei der Echopraxie lassen die Spiegelneuronen tatsächliche Bewegungen aufkeimen. Wir alle besitzen schemenhaft diese Zwangshandlung – stellt ein Gesprächspartner den Ellbogen auf den Tisch, möchte man dasselbe tun (und je nachdrücklicher man sich mit dieser Person verbunden fühlt, desto stärker der Zwang der Nachahmung). Versuchen Sie sich bei Ihrem nächsten Gespräch bewusst zu machen, wie die Aktionen Ihres Gesprächspartners Ihre eigenen beeinflussen. Wenn Sie mögen, können Sie testen, ob Sie Ihr Gegenüber dazu bringen können, Ihre Gesten oder Ihre Körpersprache zu imitieren. Das Ausmaß der Nachahmung zeigt Ihnen, wie stark die Spiegelneuronen Ihres Gesprächspartners zu Ihren Ehren feuern.

15:00 UHR

DAS GEHEIMNIS, MIT DEM SIE ALL IHRE PROBLEME LÖSEN KÖNNEN

Wenn Sie nicht gerade überaus glücklich oder glücklos sind, müssen Sie in Ihrem Job und in Ihrem Leben nur selten Probleme lösen. Denken Sie darüber nach: Die meisten Herausforderungen, die regelmäßig auftauchen, sind Probleme, die Sie zuvor schon gelöst haben. Und sofern Sie nicht so viel Glück haben, einen Beruf auszuüben, der es erforderlich macht, dass Sie neues Wissen hervorbringen, oder so viel Pech, durch die Umstände dazu gezwungen zu sein, neue Probleme zu lösen, die Ihr Leben betreffen, können Sie das Leben mit Lösungen meistern, die Sie in der Vergangenheit gefunden haben.

Für die wenigen neuen Herausforderungen, denen Sie noch nicht begegnet sind, können Sie einen Experten beauftragen, anstatt sich selbst durch den Problemlösungsprozess zu quälen. Stellen Sie sich beispielsweise vor, Sie montieren einen neuen Geschirrspüler. Sofern Sie sich nicht schon aufgrund des Küchenabfallzerkleinerers mit dem Klempnern auskennen, mag es Ihnen leichter erscheinen, etwas härter in Ihrem Job zu arbeiten, um den Klempner bezahlen zu können, anstatt den neuen Geschirrspüler selbst anzuschließen zu versuchen. Sicher, Sie könnten es schaffen, aber es würde Sie etwas Zeit kosten, dahinterzukommen.

Der Rest dieses Beitrags bezieht sich auf diejenigen Male, in denen Sie etwas ergründen müssen, vor allem wenn eine Lösung sich nicht aus der Routine ergibt und einen kleinen Schuss Kreativität benötigt. Wie beim Blickwinkel der „Innovation" bei der Kreativität, den wir schon beleuchtet haben, bleibt der Trick beim kreativen Problemlösen bestehen: Informationen müssen auf neue Art miteinander verknüpft werden. Allerdings gibt es einige neue Strategien, die zu dieser Variante der Kreativität gehören, die Sie dabei unterstützen können, etwas zuwege zu bringen. Es gibt da Einiges, das Sie ausprobieren können.

Versuchen Sie als Erstes, sich der Verlockung der Lösung zu entziehen. Das fällt schwer! Das ist ja schließlich genau das, was Sie *wollen*! Wieso sich die Lösung also nicht einfach schnappen? Eine große Lektion, die man aus Studien übers Problemlösen ableiten kann, ist folgende: Je früher man nach dem Apfel greift und dabei das Verständnis des Naturhaushalts des Baumes aufs Spiel setzt, desto weniger wahrscheinlich wird man eine fruchtbringende Lösung für sein Problem finden. Bei der kreativen Problemlösung geht es im Grunde darum, das Problem zu verstehen. Insbesondere geht es um das Verständnis von *Ausgangszustand* („initial state") und *Beschränkungen* („constraints") – mit anderen Worten, sich des Problems, der Regeln, der eigenen Möglichkeiten und der Ziele in aller Deutlichkeit bewusst zu sein.

Sehen wir uns beispielsweise dieses in Problemlösungsstudien verwendete klassische Problem aus dem Buch *Lateral Thinking Puzzlers* von Paul Sloane an: „Feuer frei: Eines Nachts während des Zweiten Weltkriegs befand sich ein Bomber der Alliierten auf einer Mission über Deutschland. Das Flugzeug war in ausgezeichnetem Zustand und alles funktionierte einwandfrei. Am Ziel angekommen, befahl der Pilot, die Bombenklappen zu öffnen. Sie öffneten sich. Dann befahl er, die Bomben abzuwerfen. Sie wurden entriegelt. Aber die Bomben fielen nicht aus dem Flugzeug. Worin liegt der Grund dafür?"

Tasten wir uns an den Ausgangszustand und die Beschränkungen heran. Stellen Sie sich das Problem vor und fragen Sie sich, ob Ihr Bild aus den gegebenen Informationen Ihrer Vorstellung entspricht. Muss das Flugzeug fliegen? Wenn es sich „über Deutschland" befinde, dann muss es das. Müssen die Bomben frei zum Fall sein? Wenn sie „entriegelt wurden", dann muss man das durchaus annehmen. Müssen die Regeln der Gravitation gelten? Sofern nichts anderes angegeben wurde, muss man annehmen, dass die Regeln der Physik unverändert sind. Nun stellen Sie sich das Problem wie folgt vor: Sie öffnen eine Hand, die einen Tennisball hält. Fällt der Ball nach unten? Ja, wenn Ihre geöffnete Hand mit der Handfläche nach unten zeigt. Erkennen Sie die Lösung jetzt?

Wenn Sie wie die meisten Menschen ticken, haben Sie einen bestimmten Ausgangszustand des Problems vorausgesetzt. Nur wird in der Problemstellung mit keinem Wort erwähnt, dass das Flugzeug richtig herum fliegen muss. Selbstverständlich ist die Lösung, dass das Flugzeug im Rückenflug fliegt. Wenn sich dann die Klappen öffnen und die Bomben gelöst werden, bleiben sie genau da, wo sie sind.

Zerlegen wir die kreative Problemlösung in eine simplere Form und versuchen wir es erneut. Analogien wurden eingehend von Leuten untersucht, die diese Dinge erforschen, und Sie haben so etwas wahrscheinlich schon gesehen. Die Frage, die sich stellt, ist: Wie verhält sich A zu B? Es ist leicht nachvollziehbar, dass Äpfel sich zu Obst so verhalten wie Weizen zu Getreide (beides sind *Sorten* innerhalb der Kategorie). Und wie steht es hiermit?

MAZERATION : FLÜSSIGKEIT

A. Pfad : Weg

B. Verdunstung : Feuchtigkeit

C. Sublimation : Gas

D. Erosion : Wetter

E. Entscheidung : Ablenkung

Es ist verlockend, den Blick etwas verschwommen zu halten und einfach Antwortmöglichkeiten neben das Ziel zu schreiben, um zu sehen, wie sie sich *anfühlen*. Wenn Sie in völligem Einklang mit Ihrer Einsicht sind (siehe früheren Eintrag zur Kreativität), könnte das tatsächlich funktionieren. Aber falls die einsichtsvolle Lösung Sie nicht blitzartig trifft, müssen Sie sich mit der Analyse beschäftigen. Zwischenzeitlich müssten Sie wissen, dass diese beim kreativen Problemlösen mit dem Verständnis des Problems beginnt: Was ist der Ausgangszustand und welche sind die Beschränkungen? Je mehr Zeit Sie darauf verwenden, zu verstehen, wie sich das Problem darstellt, desto schneller kommen Sie zu einer Lösung. Fragen Sie sich: in welcher Beziehung steht *Mazeration* zu *Flüssigkeit*? Hoffentlich ist Ihnen bekannt, dass *Mazeration* „aufweichen" bedeutet. Denn dann könnten Sie den Satz formulieren: „Mazeration verwandelt etwas in Flüssigkeit." (Und wenn nicht, na ja, das ist einer der Fälle, in denen Wissen beim Problemlösen hilfreich ist.) Jetzt können wir uns den Antwortmöglichkeiten zuwenden. Verwandelt ein Pfad etwas in einen Weg? Irgendwie ja, aber nicht direkt. Verwandelt Verdunstung etwas in Feuchtigkeit? Und wieder: Irgendwie ja, aber nicht direkt. Verwandelt Sublimation etwas in ein Gas? Wieder ist zur Lösung dieses Problems etwas

Wissen erforderlich, nämlich die Definition von *Sublimation*, aber die Antwort ist: Ach, was soll's, ja, tut es. (Oder Sie hätten ihre praktische Intelligenz bemühen können, um zu verstehen, dass die Antwort immer C ist.)

Versuchen wir es mit noch einem Rätsel, wieder von Paul Sloane: „Ein Mann kommt in eine Bar und bittet den Barmann um ein Glas Wasser. Dieser zieht eine Waffe und richtet sie auf den Mann. Der Mann sagt ‚Danke!' und geht hinaus."

Anstatt sich sofort auf die Lösung zu stürzen, versuchen Sie das Problem zu verstehen. Suchen Sie nach falschen Annahmen. Gibt es eine andere Definition von *Waffe*? (Nein.) Könnte „richten" etwas anderes als das Offensichtliche bedeuten? (Nein.) Was ist Ihrer Meinung nach die Absicht der Handlungen des Barmanns? Setzen Sie voraus, dass er wütend ist, weil der Mann Wasser bestellt hat? Indem Sie in Ihren Annahmen herumstochern, könnten Sie neben den Offensichtlichen zusätzliche Möglichkeiten finden. Ist es möglich, dass der Barmann dem Kunden zu helfen versuchte? Wenn ja, welches Problem könnte nach Ansicht des Kunden mit einem Glas Wasser gelöst werden, das auch mit einem Blick in den Lauf einer Waffe zu lösen ist? Die Aufdeckung der falschen Annahme über den verärgerten Barmann führt Sie auf die richtige Spur: Der Mann hatte Schluckauf, den der Barmann mit einem ordentlichen Schrecken geheilt hat.

Problemlösung mit dem I Ging

Problemlösen ist eine herausragende Fähigkeit, und es gibt Dutzende, wenn nicht gar Hunderte Tipps und Tricks, die erwiesenermaßen die Problemlösungskompetenz erhöhen. Einer, den Sie vielleicht noch nicht kennen, stammt aus einem Artikel in der Zeitschrift *Thinking Skills and Creativity* aus dem Jahr 2013: die Problemlösungsstrategien der alten chinesischen Abhandlung I Ging anzuwenden. Im Rahmen der Studie wurden 188 Studenten untersucht, die während des GreenMech-Wettbewerbs 2011 I-Ging-Grundsätze angewandt haben. Bei diesem Wettbewerb mussten Vierergruppen „Teile gestützt auf wissenschaftlichen Grundsätzen und ‚grünen' Konzepten in einem Reaktionssystem zusammenbauen" (ein etwas knackiger Rube-Goldberg-Wettbewerb, benannt nach dem Erfinder der sogenannten „Was-passiert-dann-Maschine"). Im „BaGua"-Modell beziehungsweise dem Modell der acht Trigramme des I Ging existieren vier paarweise Problemlösungskräfte: Die Sensibilität für das Problem wird ausgeglichen, indem man zu einer Lösung gelangt, eine erregte Stimmung wird durch logisches Denken ausgewogen, innere Stille durch externe Aktion, und Konfrontation wird ausgeglichen durch Unterstützung. In dieser Studie wird das BaGua in ein herkömmliches Modell der kreativen Problemlösung eingebunden, um auf die nun folgenden fünf Stadien der kreativen Problemlösung hinzudeuten. Mit einiger Übung können auch Sie die alte Weisheit des BaGua in Ihre Versuche der kreativen Lösung von Problemen einbinden:

1. Der Prozess der Ahnung, dass ein Problem aufgetreten ist oder auftreten wird.
2. Die Aktivierung des Arbeitsgedächtnisses während des kreativen Problemlösens legt nahe, dass die Prozesse zur Ideengenerierung beziehungsweise -sammlung durch eine erregte Stimmung und logisches Denken stimuliert werden.
3. Die Prozesse zur Ideengenerierung und -sammlung umspannen einzelne Interaktionen mit Menschen, Daten und Dingen sowie meditatives Denken während ruhiger Intervalle.
4. Der Prozess der Ideenwandlung umfasst zwei Extreme zur Präzisierung von Ideen: die Verminderung von Konflikten über eine neue Idee und das Abwägen von Ideen.
5. Eine Ideenauswertung entsprechend den Folgen wird eingesetzt, um die Wirksamkeit der verschiedenen Möglichkeiten auszuloten.

SO FINDEN SIE IM INTERNET DAS, WAS SIE BRAUCHEN

Nennen Sie einen kleinen lärmenden Vogel. Eine *Entenstimme*. Ab welchem Schwangerschaftsmonat beginnt eine Frau, schwanger auszusehen? *September*. Nennen Sie einen Männernamen, der mit dem Buchstaben *K* beginnt. *Kentucky Fried Chicken*. Etwas, das ein Einbrecher nicht gerne sieht, wenn er in ein Haus einbricht? *Eine nackte Oma*.

Das sind echte Antworten, die von Probanden in einer Studie über die freie Assoziation gegeben wurden; diese Studie wurde vom Fernsehsender ABC Television Network unter dem Titel *Family Feud* („Familien-Duell") veröffentlicht. Wie Sie wissen, wird beim *Familien-Duell* dem Kandidaten von einem Moderator eine Frage mit leicht anzüglichem Unterton gestellt. Dann muss der unter Druck stehende Kandidat versuchen, mit der jugendfreien Antwort aufzuwarten, die am häufigsten von 100 vorher befragten, nicht unter Druck stehenden Leuten genannt wurde. Es ist dieselbe Fähigkeit, die bei der Arbeit den entscheidenden Unterschied ausmacht zwischen einer fünf Sekunden dauernden Google-Suche und dem sich 90 Minuten hinziehenden Durchstöbern des Internets nach den benötigten Informationen. Denken Sie darüber nach. Wie oft suchen Sie an einem durchschnittlichen Arbeitstag online nach Informationen? Und wie haben Sie gelernt, diese Suchen durchzuführen? Wenn Sie wie die meisten von uns sind, dann ist die Antwort auf die letzte Frage „durch Versuch und Irrtum". An dieser Stelle möchte ich Ihre Internet-Suchstrategien mit etwas Wissenschaft unterfüttern.

Es gibt ja massig Suchstrategien, aus denen man wählen kann. Wahrscheinlich nutzen Sie schon viele, ohne sich dessen bewusst zu sein. Nehmen Sie sich eine Minute Zeit und sehen Sie nach, welche der folgenden Strategien, die 2012 in einem Paper in der Zeitschrift *Information Processing and Management* beschrieben wurden, Sie schon jetzt bei Ihren Suchen einsetzen:

- Die Identifikation der Suche führt zu einem Ausgangspunkt (zum Beispiel sich zu entscheiden, CNN.com zu durchsuchen anstatt alles, was Google abdeckt)
- Suchanweisung formulieren
- Suchanweisung abändern (zum Beispiel: wenn die Frage „Wieso hasst mich mein Betriebssystem?" zu weit gefasst war, könnten Sie es mit „Wieso hasst mich Mac OS 10.7.5?" versuchen)
- Suchergebnisse auswerten
- Einzelne Treffer auswerten
- Aufzeichnungen machen
- Weitergehen
- Zurückgehen
- Lernen (zum Beispiel lernen, wie man eine ausführlichere Suchoberfläche benutzt)
- Prüfen
- Organisieren (beispielsweise das Sortieren der Ergebnisse nach Datum anstatt nach Namen)
- Kontrollieren
- Und zu guter Letzt *Nutzen*

Kommen wir jetzt zum wichtigen Teil: Einige dieser Strategien funktionieren besser als andere. Welche das sind, wissen wir, weil Forscher das Verhalten von Suchexperten mit dem von Anfängern verglichen haben. Und hier die Sensation: Die Internetsuchprofis verbringen sehr viel mehr Zeit als Anfänger mit der Auswertung von Suchergebnissen, der Wiederholung und der Organisation von Suchergebnissen. Es ist, als würden sie mit weniger Suchbegriffen mehr erreichen, sie grenzen die Suche intelligent ein und arbeiten sich systematisch vorwärts (anstatt viele hoffnungsvolle Suchen an die Wand zu werfen und abzuwarten, welche kleben bleibt). Hier noch ein cooler kleiner Profi-Tipp: „Suchergebnisse auswerten" bedeutet nicht, einzelne Links anzuklicken, um zu überprüfen, ob sie die gesuchten Informationen enthalten, sondern die Untersuchung der Qualität der Ergebnisliste als Ganzes. Haben die Suchbegriffe Sie auf die richtige Spur gebracht? Wenn ja, könnten Sie die Suchbegriffe justieren, um das Suchfeld einzugrenzen? Und schließlich wissen die Experten, dass sie keinem berühmten weißen Kaninchen hinterherjagen, das heißt, wenn ein Klick sie weiter weg führt von ihrem Informationsziel anstatt näher, kehren die Profis sofort zurück zu der letzten Seite, die auf der richtigen Spur war. Haben Sie keine Angst davor, auf die Schaltfläche „Zurück" zu klicken und sich anschließend so zu organisieren, dass Sie in keine Sackgasse mehr gehen müssen.

Insgesamt gesehen ähnelt der Prozess der Internetsuche von Profis durchaus dem Prozess der Problemlösung selbst: Eine effiziente Internetsuche bedingt, dass die Zeit an der *Front* damit verbracht wird, die Problemlösungsstrategie zu entwickeln, und sehr viel weniger Zeit damit, diese Strategie tatsächlich auszuführen. Nutzen Sie die Stärken der freien *Familien-Duell*-Assoziation, um nach Begriffen zu suchen, die die meisten Leute mit Ihrer Information in Verbindung bringen. Optimieren Sie Ihre Begriffe, um die Ergebnisse zu verbessern. Bei Zweifeln gehen Sie lieber zurück anstatt vorwärts. Was denken Sie, wie viele Minuten oder Stunden Sie im Laufe einer 40-Stunden-Arbeitswoche einsparen können, indem Sie Ihre Mächte der Internetsuche aktivieren?

Freie Assoziation – frei zugänglich für alle

Möchten Sie Ihre Fähigkeit, das *Familien-Duell* zu gewinnen, testen ... und gleichzeitig bei der Auswahl von Internet-Suchbegriffen besser werden? Dann sehen Sie sich in der Datenbank für freie Assoziationsnormen der University aus Florida um. Im Grunde gibt Ihnen die Datenbank ein Wort als Anreiz, beispielsweise *Dinner*, und zeigt anschließend, welche Worte gewöhnlich damit in Verbindung gebracht werden, wie zum Beispiel *Abendessen* und *essen*. Sie zeigt auch, wie stark wir diese Worte mit dem Stimulus assoziieren. Wenden wir uns beispielsweise noch einmal dem *Familien-Duell* zu: Wenn das Stichwort *Dinner* ist, dann steht *Abendessen* weiter oben auf der Liste als *essen*. Versuchen Sie es selbst. Steuern Sie die Datenbank an und spielen Sie ein bisschen herum. Wie genau stimmen Ihre Assoziationen mit den Assoziationen der für diese gehobene Version des *Familien-Duells* befragten Leute überein?

SO WERDEN SIE ZUM INNOVATOR

Es ist vier Uhr nachmittags, und wenn Sie nicht gerade erschlagen sind, stehen die Chancen ganz gut, dass Sie die Krisen des Tages gemeistert haben und sich nun auf den nachmittäglichen Schongang einstellen. Hier ist eine andere Perspektive: Sie haben die meisten Dinge erledigt, die Sie jeden Tag erledigen müssen. Sie haben das Ende der Aufgaben erreicht, die Ihnen Ihrer Kompetenz entsprechend zugewiesen wurden. Und nun ist die Tageszeit gekommen, zu der Sie sich entscheiden, entweder ins Nichtstun zu gleiten oder weiterzumachen. Und es gibt noch eine andere Sichtweise: Sind alle Krisen bewältigt, bietet sich Ihnen endlich eine Atempause, in der Kreativität und vielleicht sogar Innovation entstehen kann. So geht's:

Studien, die hauptsächlich von K. Anders Ericsson an der Florida State University durchgeführt wurden, belegen, dass man nicht durch Zauberei zu einem Experten wird. Etwa zehntausend Stunden an Übung sind nötig, um Fachkenntnisse in so ziemlich allen Gebieten aufzubauen, einschließlich Musik, Sport, Schach und hochqualifizierten Berufen. Schlüsselt man das entsprechend auf, ergibt es 250 Wochen des Übens à 40 Stunden die Woche, oder anders gesagt, knapp fünf Jahre Vollzeit-Training. Wenn Sie täglich nur vier statt acht Stunden fürs Üben aufbringen können, verteilt sich die insgesamt benötigte Zeit auf zehn Jahre Teilzeit-Training. Wenn Sie die zweite Geige im Pittsburgh Symphony Orchestra spielen, Ihren Lebensunterhalt als Golfprofi im Country Club verdienen, mehr Schachspiele im Central Park gewinnen als verlieren möchten oder die Anforderungen eines hochqualifizierten Jobs bewältigen wollen, dann fangen Sie heute noch mit dem Üben an.

Aber was braucht es, um noch weiter zu gehen? Was, wenn Sie lieber ein *Künstler* als ein *Kunsthandwerker* sein möchten? Was, wenn Sie lieber Steve Jobs als ein Rädchen im Getriebe der IT-Abteilung sein möchten? Oder ein PGA-Tour-Golfmeister anstatt ein Country-Club-Profi? Was unterscheidet einen Komponisten von Musik für Autowerbung von einem Komponisten, der den Pulitzer-Preis gewinnt? Oder einen Wissenschaftler, der den nächsten Schritt geht, von einem, der einen großen Sprung nach vorn macht? Zehntausend Übungsstunden werden Sie zu einem Experten machen, aber Sie benötigen ein Quäntchen mehr, wenn Sie ein Innovator sein wollen.

Der Psychologe Dean Keith Simonton, ein führender Kreativitätsforscher, konnte belegen, dass dieses Quäntchen mehr sich zu gleichen Teilen aus Logik, Zeitgeist und Zufall ergibt. So verweist Simonton beispielsweise auf die Arbeit von Computerprogrammen wie dem mit dem Namen BACON (nach Sir Francis Bacon benannt, nicht nach dem sündhaft delikaten Erzeugnis vom Schwein), das allein die Logik einsetzt, um sich „kreative" Ideen wie das Ohm'sche Gesetz und das dritte Keplersche Gesetz einfallen zu lassen. Anstatt aus dem reinen Äther, der Ursuppe der Ideen, könnte Ihr innovatives Genie eher aus der Fähigkeit kommen, Neues logisch aus alten Informationen abzuleiten. Die Kehrseite ist, dass „große Wissenschaftler genau jene sind, die die Fähigkeit besitzen, auf Logik zu verzichten", schreibt Simonton.

Anders ausgedrückt: Schlussfolgerungen zu ziehen, die sich im Nachhinein als logisch erweisen, kann eine Denkweise verlangen, die für die meisten Menschen zu Anfang nicht logisch zu sein *scheint*.

Dann wäre da der Gesichtspunkt des Zeitgeists, der das kreative Genie als unausweichliches Produkt der Zeiten sieht: Nur die späten 1960er-Jahre konnten Jimi Hendrix hervorbringen. Und die Tatsache, dass so viele Nobelpreise zeitgleich forschenden, unabhängigen Entdeckern gemeinsam verliehen werden, zeigt, dass Geniestreiche womöglich im kulturellen Äther schweben und darauf warten, dass man nach ihnen greift.

Schließlich ist da noch der pure Zufall. Kreative Menschen stehen auf den Schultern anderer Kreativer, doch die Einzigen, die wir als „Wegbereiter" anerkennen, sind jene, die zufällig die Innovation oder Entdeckung in der Hand halten, wenn sie letztlich verwirklicht wird. Dachten Sie, James Watt habe 1781 die Dampfmaschine erfunden? Das hat er nur, weil Thomas Newcomen im Jahr 1712 ein wesentlicher Vorstoß gelang und Thomas Savery 1698 seine sogenannte „Dampfpumpe" patentieren ließ.

Diese drei Dinge – Logik, Zeitgeist und Zufall – können Ihren Innovationen auf die Sprünge helfen. Beispielsweise indem Sie daran arbeiten, Schlüsse aus dem Vorausgegangenen zu ziehen, oder indem Sie im Zentrum des Zeitgeists leben (zum Beispiel indem Sie nach San Mateo ziehen, wenn Sie Software erstellen, oder nach Portland in Oregon, wenn Sie Bier brauen).

Und noch eines müssen Sie tun, wenn Sie Innovationen schaffen wollen. Etwas, auf das wir schon zu Beginn hingewiesen haben: Sie dürfen Ihrer eigenen Sachkenntnis nicht in die Falle gehen und müssen Ihre Flexibilität beibehalten, selbst wenn Ihre Erfahrung Ihnen die „beste" Vorgehensweise zeigt, wie man etwas erledigt. Das ist nicht leicht. Wenn etwa ein offensichtlich „bester"

Schachzug existiert, könnten erfahrene Spieler innovative Varianten übersehen, und wenn medizinische Symptome sich in klassischen Clustern darstellen, könnten Ärzte es versäumen, eine nicht routinemäßige Diagnose zu stellen. In diesen Fällen macht allein die Tatsache der Fachkenntnis die Innovation zunichte.

Selbst wenn irgendeine Kombination aus Logik, Zeitgeist und Zufall Sie begünstigen sollte, verlangt Innovation dennoch danach, ständig nach dem „Was kommt als Nächstes?" zu fragen, selbst wenn man denkt, man kenne die Antwort bereits.

Kreativität + praktische Intelligenz = Innovation

Kreativität und Innovation sind nicht dasselbe. Kreativität ist etwas, das Sie im stillen Kämmerlein ausüben können; Innovation entsteht, wenn Kreativität sich mit einem Publikum verbindet. Und Studien belegen eine Zutat, die für einen großen Unterschied zwischen den beiden sorgt: Neben der Kreativität ist für die Innovation praktische Intelligenz erforderlich. Erst durch das Verständnis, wie man Menschen erreicht, kann Kreativität zur Innovation werden.

TEIL 3

DER ABEND

GESUNDHEIT, FAMILIE, LIEBE UND FREIZEIT

EIN DRINK AM TAG FÜR IHR GEHIRN?

Irgendwo auf der Welt ist es sicher schon 17 Uhr, und dieses Irgendwo ist genau hier! Über einen längeren Zeitraum zu viel Alkohol zu trinken ist jedoch in etwa das Schlimmste, was Sie Ihrem Gehirn antun können. Außer Profiboxer oder Rekord-Tieftaucher zu werden. Bei massivem Alkoholkonsum lassen Kurzzeitgedächtnis, Langzeitgedächtnis und motorische Fertigkeiten nach. Selbst nach Jahren der Abstinenz können Alkoholiker ihr Langzeitgedächtnis nicht wiederherstellen. Was ist aber mit diesen mäßigen Trinkern, von denen wir alle schon gehört haben? Erhöht ein Glas am Tag – vorzugsweise Rotwein – wirklich die kognitive Leistung? Begrüßt Ihr Gehirn eine dezente Ethanolspülung?

Gehen wir an den Ursprung zurück. Eine verbindlichere Quelle als eine Studie aus dem Jahr 1988, die im *New England Journal of Medicine* erschien, gibt es nicht. Darin wurden Koronarerkrankungen und Schlaganfälle in einer Population von 87.526 Krankenpflegerinnen untersucht. Die Autoren des Artikels führen aus: „Unter den Frauen mittleren Alters senkt ein moderater Alkoholkonsum die Risiken koronarer Herzerkrankungen und ischämischer Schlaganfälle." Diese Studie ist überwältigend! Trinken tut Ihnen gut!

Allerdings wird alles ein bisschen undurchsichtiger, wenn man über die positiven Auswirkungen von drei bis sieben Drinks pro Woche auf das Kreislaufsystem hinausgeht. Sehen wir uns dieselben Krankenpflegerinnen im Jahr 1999 an. 12.480 von ihnen waren zu dem Zeitpunkt 70 bis 81 Jahre alt. Und wieder „hatten mäßige Trinkerinnen bessere kognitive Durchschnittswerte als Anti-Alkoholikerinnen." Als man die Krankenschwestern zwei Jahre später erneut testete, zeigten die älteren mäßigen Trinkerinnen darüber hinaus ein geringeres Risiko der Verschlechterung der kognitiven Leistungsfähigkeit.

Den Grund für die bessere Hirnleistung bei mäßigen Trinkern zu bestimmen ist etwas schwieriger. Zum einen existieren die kardiovaskulären Vorzüge: Ähnlich wie Aspirin kann ein bisschen Alkohol, in kleinen Mengen verabreicht, mit der Zeit das Blut verdünnen, sodass es leichter durch das Herz-Lungen-System fließt und etwas mehr Sauerstoff und Nährstoffe in Ihr Gehirn leitet.

Dann wäre da noch der Gedanke, dass moderates Trinken sich positiv auf Persönlichkeit und Geselligkeit auswirke. Tatsache ist: Mäßige Trinker sind mit größerer Wahrscheinlichkeit geselliger als ihre stark trinkenden oder abstinenten Peers. So sehr wie Boxen oder Tiefseetauchen Hirnzellen wie Trauben in einem Weinfass zerquetschen, so sehr ist die Geselligkeit eine der mächtigsten Möglichkeiten, Hirnzellen glücklich zu machen. Mit der Stimmung verhält es sich ähnlich. Seit den ersten Erfahrungen der Menschheit mit vergorenem Saft wissen wir, dass moderater Alkoholkonsum die Leute ein kleines bisschen euphorisch macht. Durch Alkoholgenuss in Maßen werden laut einer Besprechung in der Zeitschrift *Drug and Alcohol Dependence* in der modernen Gesellschaft nachweislich Stress reduziert, die Risiken einer klinischen Depression vermindert und „ein allgemein affektiver

Ausdruck, Fröhlichkeit, Euphorie, Geselligkeit sowie angenehme und sorgenfreie Gefühle" erzeugt. Kurz gesagt, mäßiger Alkoholgenuss macht aus Ihnen einen besseren Menschen. Es gibt jede Menge Vorteile fürs Gehirn, die mit einer etwas besseren Stimmung zusammenhängen. Sie reichen von physiologischem Schutz gegen chronischen Stress bis hin zu der höheren Wahrscheinlichkeit – wieder einmal –, der geselligeren Welt häufiger einen Besuch abzustatten.

Ist es möglich, die kognitiven Vorzüge eines moderaten Alkoholkonsums ohne Trinken zu erreichen? Die Antwort lautet: vielleicht oder sogar wahrscheinlich. Man könnte ohne Alkohol gesellig sein. Man könnte sogar ohne Alkohol gut gelaunt sein. Wenn man sich allerdings in der Bevölkerung umsieht, sind es die Leute, die ein wenig trinken – aber nicht viel! –, die sich dem Rhythmus der guten Laune auf natürliche Weise hingeben.

Ein Hack fürs Gehirn

In der Schlagzeile, dass Trinken gut ist, sollten Sie sich das Wort *mäßig* ständig vor Augen halten. Mehr als ein Drink pro Tag, und Sie stürzen sich mitsamt den gesundheitlichen Vorteilen von Alkohol von einer sehr steilen Klippe. Wenn Sie sich vor dieser Klippe fürchten, mag es eine viel bessere Entscheidung sein, einen Weg zu finden, um *ohne* Drink entspannen, genießen und gesellig sein zu können.

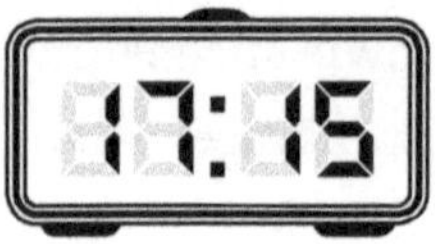

BRING DEIN GEHIRN IN STIMMUNG!

Zeit, dich auf Touren zu bringen, Baby! Lieben Sie es nicht auch? Lieben Sie das Fitnessstudio nicht auch? Ihnen mag es nicht gefallen, nach der Arbeit noch im Fitnessstudio vorbeizuschauen, Ihrem Gehirn hingegen schon. Denken Sie nur, welch einen Schub die positive Selbstwahrnehmung erfährt, die aus dem bewussten Leiden kommt, ganz so, wie die historischen Fanatiker Büßerhemden trugen oder die Straße entlanggingen und sich dabei wiederholt mit geknüpften Seilen geißelten (eine Praxis, die zu hinter vielen Übungen in der modernen Disziplin CrossFit steht). Gut, diese alberne Strenge des selbst auferlegten Masochismus ist nicht der *einzige* Grund zu trainieren. Es tut auch der physischen Struktur Ihres Gehirns gut.

Jahrzehntelang konnten wir die Auswirkungen eines physisch anspruchsvollen Umfelds auf das Hirntraining bei Labortieren beobachten: Mäuse, die trainieren konnten, lernten schneller als Mäuse in der sprichwörtlichen Knastzelle bei einer Schale Wasser und einer Kruste trocken Brot. Und das gilt nicht nur für Mäuse. Tatsächlich untersuchten zahlreiche Studien den Zusammenhang zwischen körperlichem Training und den geistigen Fähigkeiten von Kindern im Alter von vier bis 18 Jahren. Dabei stellte man bei Kindern, die Sport trieben, verbesserte Werte bei der Sinneswahrnehmung, dem Intelligenzquotienten, der Leistung, bei mündlichen Prüfungen, beim Mathematiktest, dem Erinnerungsvermögen, in der Entwicklungsstufe und bei der schulischen Reife fest. Am anderen Ende des Altersspektrums schützt die körperliche Ertüchtigung ältere Erwachsene vor vielen Formen des altersbedingten Abbaus der kognitiven Fähigkeiten und drängt potenziell sogar den Ausbruch von Alzheimer zurück.

Aber wieso?

Ein Grund dafür ist in den chemischen Stoffen im Gehirn zu suchen, die während des Trainings ausgeschüttet werden, wie zum Beispiel das Protein BDNF („brain-derived neurotrophic factor"). Auf der Zutatenliste der Nahrungsergänzungspackung für den Macho-Muskelaufbau müssen Sie gar nicht erst danach suchen. Denn BDNF ist ein Protein, das vom menschlichen BDNF-Gen produziert wird und das Gehirn dabei unterstützt, sich an die Bedürfnisse des Umfelds anzupassen. Diese Anpassungsfähigkeit des Gehirns wird *Neuroplastizität* genannt und hängt weitgehend von BDNF ab. Bei trainierenden Menschen und Mäusen konnten Wissenschaftler erhöhte BDNF-Konzentrationen feststellen; anschließend waren im Vergleich zu Menschen und Mäusen mit Bewegungsmangel Verbesserungen zu erkennen, beispielsweise beim Durchlaufen von Labyrinthen (bei den Mäusen, nicht den Menschen). Als die Wissenschaftler die Aktivität von BDNF in den Gehirnen der Mäuse blockierten, war keine Besserung im Durchlaufen des Labyrinths nach dem Training sichtbar. Denn die durch die Bewegung ausgelöste Chemikalie hatte die Fähigkeit der Nager erhöht, etwas über ihre Umgebung zu lernen.

Diese während des Trainings ausgeschütteten Chemikalien wirken sich auch auf die Stimmung aus. Beispielsweise werden Sie in diesem Buch im Abschnitt über die Liebe etwas über Dopamin, Serotonin und Noradrenalin lesen. Und Sie werden es nicht glauben! Dieselben Chemikalien werden beim Training freigesetzt. Dopamin ist das Glückshormon, Serotonin sorgt für ein Gefühl wacher Energie und Noradrenalin erhöht die Aufmerksamkeit und die Erregung. Kombiniert sorgen sie dafür, dass man munter wird. Vieles spricht dafür, ein kleines Nickerchen zu machen, wenn man müde ist. Aber einiges spricht auch für das Gegenteil: Wenn Sie sich körperlich oder geistig matt fühlen, kann ein kardiovaskuläres Training die Chemielandschaft in Ihrem Gehirn so verändern, dass es voll von konzentrierter Energie ist.

Durch das Training fließen Sauerstoff und Nährstoffe durch Ihren Körper, und ein Teil Ihres Körpers ist Ihr Gehirn. Bei den Römern schon hieß es *mens sana in corpore sano*, also „ein gesunder Geist in einem gesunden Körper", und es stellt sich zunehmend heraus, dass die Verbindung zwischen diesen beiden das Herz-Kreislauf-System ist. Wenn Sie Ihr Herz und Ihre Lungen trainieren, sind diese besser in der Lage, Sauerstoff und Nährstoffe ins Gehirn zu liefern. Untersuchungen von trainierenden und nicht trainierenden Personen konnten einen Unterschied von bis zu 40 Prozent größerem Volumen an grauer Substanz in bestimmten Bereichen belegen, einschließlich des cingulären Kortex, des präfrontalen Kortex, Teilen des dorsalen anterioren cingulären Kortex, des supplementär-motorischen Areals und der mittleren Stirnhirnwindung. Abfragen wird man Sie die Namen dieser Anlagen nicht – der Punkt ist, dass körperliche Betätigung für kardiovaskuläre Gesundheit sorgt, und kardiovaskuläre Gesundheit erzeugt buchstäblich größere Gehirne. Das geht sogar so weit, dass Forscher bei Menschen, denen Sport *verordnet* wurde, einen Zuwachs des Hirnvolumens feststellen können. Beispielsweise zeigt eine 2011 in den *Proceedings of the National Academy of Sciences* unter dem optimistischen Titel „Sportliches Training erhöht die Größe des Hippocampus und verbessert das

Gedächtnis" veröffentlichte Studie, dass sich in einer Stichprobe an älteren Erwachsenen die Hippocampi der trainierenden Leute um etwa zwei Prozent im Jahresverlauf vergrößerten, während sich die Hippocampi der nicht trainierenden Personen um etwa ein Prozent verkleinerten. Die Schlussfolgerung bezüglich des Gedächtnisses leuchtet ein, denn Ihr Hippocampus unterstützt Sie dabei, neue Erinnerungen zu schaffen.

Trotz der Anforderungen der meisten bürolastigen Jobs im Internet-Zeitalter ist der Mensch nicht dazu geschaffen, zu sitzen und zu denken. (Und wenn Sie sich die Statistik der Sehnenscheidenentzündungen ansehen, werden Sie verstehen, warum wir auch nicht dazu geschaffen sind, zu sitzen und zu tippen.) Tatsächlich ist die traditionelle Vorstellung vom Sitzen und Denken wahrscheinlich die schlimmste Art, die Intelligenz zur Lösung kniffliger Probleme zu veranlassen. Wenn Ihr Gehirn in Bestform funktionieren soll, geben Sie ihm, was es will: körperliche Betätigung.

Man muss es gern tun

Eine ganze Reihe von Studien belegt, warum wir nicht trainieren: Wir denken, es wird ätzend werden. Außerdem hat die langfristige Belohnung einer besseren Gesundheit keine Auswirkung auf das kurzfristige Grauen, dass das Training schwierig und furchtbar sein wird. Wenn Sie allerdings die langfristige Gesundheit Ihres Körpers und Ihres Gehirns sicherstellen wollen, ist es höchste Zeit, eine Trainingsart zu finden, vor der es Ihnen nicht graut. Ob es alte Aerobic-Videos aus den 1980er-Jahren sind oder den Hund auszuführen, falls Ihr Gehirn nicht anders funktioniert als die Gehirne der meisten Menschen, werden Sie Ihr Trainingsprogramm nur dann beibehalten, wenn es Ihnen gefällt.

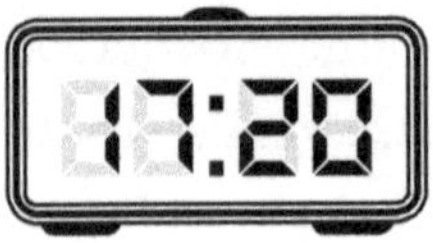

IHR GEHIRN VERSUS DER LEBENSMITTELLADEN

Sie haben eine Liste. Sie haben eine Strategie. Und das Ziel des Lebensmittelladens ist es, Sie von dieser Strategie abzulenken, damit Sie Dinge kaufen, die Sie nicht wirklich brauchen. Zu diesem Zweck gibt es Maschen, die auf jeden passen: auffälliges Plastikspielzeug, das im Gang für Lebensmittelkonserven in einer Höhe hängt, dass es den Kleinkindern in den Fingern juckt; neonfarbige Drinks mit Blitzsymbolen, die mittleren Führungskräften mittleren Alters versprechen, sie in griechische Götter und Göttinnen zu verwandeln; vor Tau glänzende Lebensmittelerzeugnisse und direkt daneben die Bio-Alternative, die fragt: *„Ist Ihnen die Gesundheit Ihrer Familie nicht zusätzlich 34 Cent pro Pfund wert?"* Sobald Sie diesen Spießrutenlauf vollbracht haben, können Sie sich dazu beglückwünschen, es bis zur Kasse geschafft zu haben. Und dieses Eigenlob können Sie direkt in Form von Süßigkeiten und anzüglichen Heftchen auf Augen- und Handhöhe befriedigen. Sie haben Bio-Bananen gekauft und nicht den Karton mit den 13 glasierten Donuts – haben Sie sich da nicht ein Milky Way verdient?

Wie die Fahrgeschäfte in Disneyland, die Sie in die Merchandise-Läden mit den Figuren der Fahrt entlassen, oder ein Kasino in Las Vegas mit den erschwinglichen Slot-Maschinen am Eingang ist der Lebensmittelladen ein System, das dazu entwickelt wurde,

Sie so lange kopfüber zu schütteln, bis der letzte Geldschein, die letzte Münze und das letzte von Plastik vermittelte Zahlungsversprechen aus Ihrem Körper gefallen ist. Wie erfolgreich Sie darin sind, angesichts dieser großen Abreibung solvent zu bleiben, hängt von Ihrem Gehirn ab.

Wissenschaftler können einen Blick in Ihr Gehirn werfen und beobachten, wie Kaufentscheidungen in Echtzeit getroffen werden. Hierbei spielen zwei allgemeine Strukturen eine Rolle: die Amygdala und der präfrontale Kortex. Ihre Amygdala hat Lust auf dieses Milky Way und Ihr präfrontaler Kortex fragt sich, ob das wirklich eine so gute Idee ist. Wenn Wissenschaftler anhand des bildgebenden Verfahrens fMRT die Aktivität in diesen Gehirnregionen untersuchen, ist es möglich, über das Gleichgewicht einen Kauf oder einen Verzicht vorauszusagen. Das faszinierende und mitunter teuflische Neuromarketing untersucht, wie Produkte verpackt und bepreist sein müssen, damit Sie nach Ihrem Geldbeutel greifen. Im Ernst: Wenn die Verpackung eines Produkts ein Versprechen gibt, dass Ihre Amygdala anspricht, wollen Sie es haben. Und wenn der Preis niedrig genug ist, hat Ihre Amygdala genug Macht, um Ihren präfrontalen Kortex zu überstimmen. Im Laborversuch (aber noch nicht in breiter Anwendung) können Marketingtechniken, die die Aktivierung der Amygdala und des präfrontalen Kortex ins Gleichgewicht bringen, Unternehmen bei der Preisfindung für ihre Produkte unterstützen und so den Gewinn maximieren, ohne den Absatz zu gefährden.

Die Waage, auf der Sie „wollen" und „sollen" in Ihrem Gehirn abwägen, steckt genauso in dem Geniestreich des Werbeslogans der Biermarke Miller Lite aus den 1980er-Jahren „Tastes great, less filling" („Super Geschmack, weniger sättigend"). Ihre Amygdala antizipiert den Geschmack, und Ihrem präfrontalen Kortex gefällt die Vorstellung, dass Leichtbier eine gesunde Alternative ist.

Diese Wollen-/Sollen-Waage bildet lediglich die Kulisse, vor der Sie Ihre Kaufentscheidungen treffen, und alles – von der Stimmung bis zum Hunger, von Persönlichkeit über Geld bis hin zu Stress – drückt die Waage entweder in die eine oder in die andere Richtung. Haben Sie beispielsweise weniger Zeit zum Einkaufen, werden wahrscheinlich weniger Produkte von Ihrer Liste und dafür mehr ungeplante Artikel in Ihren Einkaufswagen wandern. Das leuchtet ein: Unter Zeitmangel getroffene Entscheidungen sind wahrscheinlich nicht so durchdacht und wohlüberlegt wie jene, bei denen Ihr rationaler Verstand die Führungsrolle übernommen hat. Allerdings ist auch folgende unglückselige Begleiterscheinung zu bedenken, die sich eines ähnlichen Kanals bedient: Menschen, denen weniger Geld zur Verfügung steht, können anfälliger für Impulskäufe in der Kassenschlange sein. Dies lässt sich auf etwas zurückführen, das der Sozialpsychologe Roy Baumeister *Ego-Depletion* nennt (auch als „Decision fatigue", Entscheidungsermüdung, bekannt). Nachdem wir viele schwierige Entscheidungen getroffen haben, scheint es, dass wir zusammenbrechen und uns zu einem späteren Zeitpunkt für die einfache Möglichkeit entscheiden. So haben Wissenschaftler nach Laboruntersuchungen Snacks zur Wahl gestellt. Dabei stellten sie fest, dass die Testteilnehmer Donuts den Früchten vorzogen, wenn die Untersuchungen schwierig waren. Das heißt, ihr Ego war durch den Test derart erschöpft, dass es ihnen unmöglich war, den Versuchungen zu widerstehen, die sie in einem frischeren Ego-Zustand möglicherweise abgelehnt hätten. (Snacks kann man nicht auf ewig widerstehen!)

Für eine Ego-Depletion sorgen nicht nur die Delikatessen aus dem Lebensmittelladen. Dean Spears, Wirtschaftswissenschaftler der Princeton University, bot Dorfbewohnern in Indien die Gelegenheit, Seife zu kaufen, sehr stark herabgesetzt, die sich aber dennoch viele nicht leisten können. Anschließend bat Spears die Dorfbewohner, ihre Hände in einen Eimer Eiswasser zu halten – eine häufig eingesetzte Aufgabe, die stellvertretend für Willenskraft steht. Da ihr Ego schon durch die schwere Seifen-Entscheidung erschöpft war, hielten die Dorfbewohner ihre Hände für einen kürzeren Zeitraum in das Eiswasser. Das Faszinierende daran: Der Rückgang der Willenskraft gemessen an der Eiskübel-Aufgabe verhielt sich genau proportional zum Einkommen der Dorfbewohner. Erwies sich die Entscheidung, Seife zu kaufen, als stressiger, womöglich abgewogen gegen die Alternative, andere Notwendigkeiten zu besorgen, verursachte sie eine größere Erschöpfung des Egos und verringerte die Willenskraft der Dorfbewohner für nachfolgende Aufgaben. Je weniger Geld einer Person zur Verfügung stand, desto weniger Willenskraft konnte sie nach der finanziellen Entscheidung aufbringen.

Zurück zum Supermarkt. Beim Einkaufen von Lebensmitteln fallen grundsätzlich Entscheidungen an. Muss man allerdings mit begrenzten Mitteln einkaufen gehen, sind *schwierige* Entscheidungen zu treffen. Nun stellen Sie sich zwei sehr unterschiedliche Einkäufer vor, die beide an die Kasse kommen: Der eine konnte beim Einkaufen von einer relativ leichten Entscheidung zur nächsten gehen, mit dem Wissen, dass die Kreditkarte gleich beim ersten Versuch funktionieren wird; der zweite Einkäufer hat gerade 45 Minuten damit zugebracht, den Bedarf an Lebensmitteln gegenüber dem Bedarf der Autoreparatur abzuwägen. Zeitgleich muss er sich die Reihenfolge der Kreditkarten überlegen, die funktionieren könnten. Und da ist der Milky-Way-Riegel in der Auslage, sodass beide in Versuchung kommen. Mit dem Wissen über die Ego-Depletion und der Wollen/Sollen-Wippe im Kopf, was denken Sie, wer den Schokoriegel auf das Kassenband wirft?

An der Nase herumgeführt

Sie wissen das mit der Musik und der Beleuchtung. Nun aber hat sich das raffinierte Marketing einem neuen Beschäftigungsfeld zugewandt: den Duftlandschaften von Geschäften. Als Wissenschaftler beispielsweise die Bereiche eines Kasinos über ein Wochenende mit Duftstoffen versahen, erhöhte sich die Benutzung der Slot-Maschinen um 45 Prozent gegenüber nicht odorierten Bereichen. Und in einer faszinierenden Studie in der Zeitschrift *Marketing Review* konnte nachgewiesen werden, dass Hausmarken sich den Wert der Düfte zu eigen machen können, die Premium-Marken bieten – riecht man an einer noblen Handcreme, bewertet man Imitate wohlwollender. Einige Kaufhäuser verbreiten über die Klimaanlagen Düfte, andere nutzen Duftstationen, um die Beduftung verschiedener Abteilungen anzupassen. Wenn Sie das nächste Mal einkaufen gehen, können Sie – neben dem Wissen um die Musik und die absichtlich platzierten Spontankäufe – einmal tief einatmen: Glauben Sie, dass dieser Duft nur Zufall ist?

WIESO KINDER SICH AUF DEM RÜCKSITZ SCHLAGEN

Sie haben sie von der Schule abgeholt, bei einer Aktivität abgesetzt, sie erneut abgeholt und sind nun auf dem Weg nach Hause. Und die ganze Zeit über haben sie sich auf dem Rücksitz gegenseitig geschlagen. Ohne ersichtlichen Grund. Zuallererst wäre eine ungleiche Verteilung der digitalen Technologie zu checken: Nichts sorgt für mehr Unfrieden auf dem Rücksitz als die verzweifelte Ungerechtigkeit, dass ein iPad unter mehreren Kindern geteilt werden muss. Gleichwohl steht hinter der Fairness eine komplexe Formel. Wenn beispielsweise ein Kind auf einem digitalen Gerät spielt, während es darauf wartet, dass die Aktivität eines anderen Kindes zu Ende geht, heißt das dann, dass zum Ende der Aktivität das vormals beschäftigte Kind das Gerät bekommen sollte? Wenn das Lesen eines Buches einem älteren Kind Bildschirmzeit einbringt, ein jüngeres Kind aber noch nicht lesen kann, kann sich das jüngere Kind durch das Spielen eines Lernspiels auf dem iPad Erholungszeit auf dem iPad verdienen?

Das sind wichtige Überlegungen, die die Macht haben, entweder ein friedliches und einvernehmliches Zusammenleben oder aber Hass und allgemeines Transport-Leid zu erzeugen. Dabei sind diese Gedanken nicht auf Ihre Kinder beschränkt. Wie teilen Sie die Hausarbeit mit Ihrem Partner? Was ist fair?

Wiegt einmal die Woche den Hundekot im Garten aufsammeln das allabendliche Abwaschen auf? Gleicht eine fachmännisch ausgeführte Arbeit, wie beispielsweise das Aufhängen einer Deckenlampe, die viel allgemeiner gehaltene Arbeit des Wäsche-Zusammenlegens zum Großteil aus? Wenn einer von Ihnen die Kinder zu einer Geburtstagsparty in einem Indoor-Spielplatz bringt, damit der andere Zeit hat zu arbeiten, verdient sich der Geburtstagsparty-Elternteil das Recht auf Freizeit nach der Feier, während der Elternteil, der zum Arbeiten zu Hause geblieben ist, auf die Kinder aufpasst? Ändert sich irgendwas an der Überlegung, wenn die Geburtstagsfeier etwas weniger Höllisches als ein Indoor-Spielplatz gewesen wäre? Würde sich etwas am Maß der Fairness ändern, hätte es auf dem Kindergeburtstag für Erwachsene alkoholische Getränke geben?

Die Vorstellung von Fairness ist subjektiv und Verhandlungssache. Allerdings sorgt es für negative Gefühle, wenn die Waage der Fairness in eine Richtung ausschlägt.

Neu ist das Problem nicht. In beinahe allen Religionen und Philosophien gibt es Überlegungen zum Thema Fairness. Die Edda, eine Sammlung von isländischen Erzählungen und Liedern aus dem 13. Jahrhundert, die das moderne Verständnis der mittelalterlichen nordischen Mythologie prägt, formuliert: „Der Freund soll dem Freunde Freundschaft bewähren, und Gabe gelten mit Gabe. Hohn mit Hohn soll der Held erwiedern [sic], und Losheit mit Lüge." Beinahe schon kann man sich einen armen Typen mit einem langen roten Bart und einem gehörnten Helm vorstellen, der vor einem Langschiff sitzt und diese Worte auf Pergament kratzt, während seine Kinder, auf der Rückbank sitzend, versuchen, weit genug hinüberzureichen, um einander mit kleinen Steinschlägeln – dem Wikinger-Pendant zu einem Spielzeug aus der Fast-Food-Tüte – zu hauen.

Aus den Bereichen der Philosophie, der Religion und des Staates gelang der Vorstellung von Fairness in etwas jüngerer Zeit der Sprung in die Forschungslabore der Wirtschaftswissenschaften. Betrachten wir das berühmte Ultimatum-Spiel. In der klassischen Variante sollen sich zwei Personen einen Haufen Geld teilen. Person A schlägt eine Aufteilung vor. Nimmt Person B diese an, erhalten beide das Geld. Lehnt Person B den vorgeschlagenen Teil ab, bekommt keiner von beiden etwas. Nehmen wir an, beide Spieler sind vernünftig. Schlägt Spieler A vor, einen Haufen Pennys 99 zu 1 aufzuteilen, erkennt Spieler B, dass ein Penny besser ist als keiner. Daher nimmt er den Vorschlag an. Das ist aber im wahren Leben mitnichten der Fall. In Wirklichkeit wird Spieler B dazu neigen, Spieler A mitzuteilen, wo dieser sich den einzelnen Penny hinstecken kann – was zwar überhaupt nicht vernünftig, dafür aber nur recht und billig ist. Tatsächlich zeigt eine lange Reihe von Forschungsergebnissen, dass vorgeschlagene Aufteilungen, die um mehr als 20 Prozent voneinander abweichen, eher abgelehnt werden.

Wieso sollten Sie aber eine Aufteilung zurückweisen, die dem anderen 61 und Ihnen 39 Prozent gibt? Sie bekommen doch immerhin 39 Prozent, oder etwa nicht? Eine Antwort darauf lautet, dass man im Kampf um Fairness die Kontinuität einer menschlichen Gesellschaft fördert, in der Nachbarn ihren Nachbarn helfen, alle die Verkehrsregeln befolgen und niemand die öffentlichen Parks mit Abfall übersät. Wird bei diesem ökonomischen Spiel mehr als eine Runde gespielt, so konnten Wissenschaftler feststellen, dass beide Parteien fairer werden. Was durchaus einleuchtend ist: Erwartet man „Auge um Auge“, handelt man wohl kaum so, dass ein erstes Auge entfernt wird.

Deutlich erkennbar ist das in einem weiteren ökonomischen Spiel, dem „Gefangenendilemma“. Bei diesem Spiel werden zwei

Betrüger aufgegriffen und in getrennte Zellen eingesperrt. Nun müssen sie unabhängig voneinander entscheiden, ob sie die jeweils andere Person verpfeifen oder nicht. Weigern sich beide, zu reden, erhalten sie bei geminderter Anklage eine Strafe von einem Jahr. Wenn einer spricht und der andere bleibt stumm, wird derjenige, der eine Vereinbarung trifft, freigelassen und der andere verbüßt drei Jahre. Reden beide, sitzen beide zwei Jahre im Gefängnis.

Egal, wie sich Ihr Komplize verhält, Sie sind besser dran, wenn Sie singen: Bleibt Ihr Partner stumm, kommen Sie davon, anstatt ein Jahr abzusitzen. Und wenn Ihr Kumpan redet, kriegen Sie zwei statt drei Jahre. Wenn man allerdings darauf vertrauen könnte, dass dieser andere Betrüger gegen seinen persönlichen Eigennutz entscheiden und seine Klappe halten würde, könnte man dasselbe tun und die abzusitzende Gesamtzeit minimieren – bei einem Jahr pro Kopf macht das zwei Jahre insgesamt, im Gegensatz zu der Haftstrafe von insgesamt vier Jahren, wenn beide reden.

Das Gefangenendilemma und das Ultimatum-Spiel kommen einem vor wie künstliche Gebilde von Menschen, die zu viel Zeit mit Zahlen und zu wenig Zeit mit Menschen verbringen ... bis man den Blickwinkel ändert und durch die Linse dieser Spiele hinaus in die Welt sieht. Der Rüstungswettlauf des Kalten Krieges war ein großes Gefangenendilemma: Sowohl die Vereinigten Staaten von Amerika als auch die Sowjetunion taten besser daran, unabhängig von der Entscheidung des anderen Landes aufzurüsten (hätten allerdings beide damit aufgehört, hätten beide profitieren können). Doping im Profiradsport und im Baseball ist ein weiteres Beispiel: Wenn niemand menschliche Wachstumshormone einsetzen würde, um sich zur Größe eines kleinen Inselstaates aufzubauen, zöge niemand einen Vorteil daraus; würde jeder menschliche Wachstumshormone einsetzen, wäre der Wettbewerbsvorteil ebenfalls ausgelöscht und alle würden unter Nervenschmerzen, Schwellungen und dem

Karpaltunnelsyndrom leiden. Solange aber einige Personen die Hormone einsetzen und andere nicht, gewinnen die Nutzer Trophäen und Werbeverträge, während die Nicht-Nutzer im Hinterzimmer des örtlichen Fahrradgeschäfts enden, wo sie Stützräder montieren. Um das Doping im Sport zu stoppen, ist es erforderlich – genau wie beim Gefangenendilemma –, dass die Athleten darauf vertrauen können, dass sich jeder fair verhält.

Ein weiterer Lösungsansatz ist die menschliche Erfahrung mit der Fairness selbst. Kommt jemand mit Betrug davon, erschleicht sich ein Geschwisterkind mehr iPad-Zeit oder schaut der Partner miese Reality-TV-Shows, während man selbst den Abwasch erledigt, dann weiß man, dass man ungerecht behandelt wird. Man ist geneigt, Rache zu üben, selbst wenn das bedeutet, den persönlichen Vorteil aufzugeben, um es den Leuten heimzuzahlen, die sich einem selbst gegenüber unfair verhalten haben. Im Falle des Ultimatum-Spiels zwingt Ihre irrationale innere Erfahrung von Fairness Sie dazu, eine 9-zu-1-Teilung abzulehnen. Eine Münze aufzugeben, um zu verhindern, dass das unfaire A-loch, das die Aufteilung vorgeschlagen hat, neun Münzen bekommt, das ist es Ihnen wert. Da Einstellung „Wie man in den Wald hineinruft, so schallt es heraus“ in unserem Gehirn auf Speziesebene eingebrannt ist, werden wir davon angezogen, fair zu handeln.

Ein Problem stellt sich allerdings, nämlich dass „fair“ vom Standpunkt abhängt. Eine Person, die drei Münzen anbietet und gleichzeitig sieben einbehält, könnte sagen: „Mensch, ich bin so nett, weil ich dieser Person drei Münzen gebe, die er oder sie andernfalls nicht hätte.“ Doch das Gegenüber, das die drei Münzen auf dem Tisch betrachtet, sieht es anders: Für diese Person gilt 50/50 als einzig „faire“ Teilung. Platz für einen Deal, der jeden zufrieden stellt, ist allein dann, wenn die eine Ansicht von „fair“ mit der anderen Ansicht von „fair“ überlappt. Und das ist einer der Hauptgründe, weshalb die meisten Ultimatum-Spiele mit einer 60/40-Aufteilung enden – mit dieser Teilung können beide Parteien leben.

Und das ist auch der Zweck des Streites, der sich auf dem Rücksitz abspielt: eine Lösung zu finden, die der Definition von Fairness beider Parteien entspricht. Und wenn kein Mittelweg zwischen den Meinungen von Fairness existiert – wenn ein Kind das iPad in Beschlag nimmt oder Ihr Partner keinen Finger im Haushalt rührt –, dann entlädt sich diese Abweichung in Empörung. Und in diesem Moment muss der Gewinner eine „Fairness-Strafe" bezahlen: wenn nämlich, wie seit jeher in der langen Geschichte der Gattung Mensch, ein Kind das andere auf dem Rücksitz des Transportmittels boxt.

Das egozentrische Fairnessgefühl Ihrer Kinder durchbrechen

Fairness liegt im Auge des Betrachters. Eine Studie aus dem Jahr 2002 im *Journal of Applied Psychology* zeigt, dass dies mehr als in kollektivistischen Kulturen wie Japan insbesondere in individualistischen Kulturen wie den Vereinigten Staaten von Amerika gilt. Wenn Sie das Gefühl haben, Ihre persönliche Macht sei wichtiger als das Wohl des Systems als Ganzes, kann Ihre Meinung von Fairness sehr egozentrisch ausfallen. Bringen Sie die kleinen Gremlins auf dem Rücksitz also dazu, kollektiv zu denken. Studien konnten belegen, dass das Auslegen von Symbolen aus kollektivistischen Kulturen dazu ausreichen sollte ... Vielleicht ist es eine Lösung, das *Rote Buch* Mao Zedongs an den Rückspiegel zu hängen? Wissenschaftlern ist es gelungen, das kollektivistische Denken zu beeinflussen, indem die Probanden gebeten wurden, an die Gruppen zu denken, zu denen sie gehörten. Sie sollten erarbeiten, inwiefern sie anderen Menschen ähneln, beziehungsweise Gründe aufführen, warum es gut sein könnte „nicht aufzufallen". Wenn Sie Wege finden können, um Ihre Kinder daran zu erinnern, dass Ihre Familie als Ganzes im selben Boot sitzt, überleben Sie alle eventuell die Fahrt nach Hause.

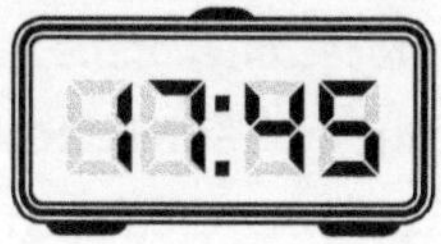

WIE DIE ELTERNSCHAFT DAS GEHIRN VERÄNDERT

Haben Sie Kinder? Wenn ja, unterscheidet sich Ihr Gehirn von dem kinderloser Menschen. Die meisten dieser Veränderungen sorgen dafür, dass Sie Ihren Nachwuchs am Abend eher nicht auffressen, nachdem er sich auf dem Weg nach Hause auf dem Rücksitz mit Schlägen traktiert hat. Nehmen wir Mäuse, eine Spezies, bei der wir sehr viel leichter Drähte ins Gehirn einführen können, um das Wachstum neuer Neuronen zu beobachten, als beispielsweise bei Menschen. In den Tagen nach der Geburt seiner Jungen wachsen explosionsartig neue Neuronen im Gehirn des Mäusevaters, das heißt – laut einer Untersuchung in der Zeitschrift *Nature Neuroscience* –, wenn er mit seinen Jungtieren in Kontakt bleibt. Sie zu riechen ist dafür allerdings nicht ausreichend. Durch die räumliche Nähe wachsen dem frischgebackenen Mäusepapa Neuronen im Hippocampus (Gedächtnis) und im Riechkolben (Geruchssinn), die ihm den individuellen Geruch seiner Jungtiere erkennen helfen. Diese Fähigkeit bleibt ein Leben lang erhalten und ermöglicht dem Mäusevater, seine Jungen auch dann zu erkennen, wenn sie erwachsen sind. Der Schlüssel dafür ist das Hormon Prolactin, dasselbe Hormon, das die Milchproduktion bei Müttern in Gang setzt.

Die Vaterschaft sorgt auch für eine Senkung der Testosteronproduktion beim Mann. Eine Studie aus dem Jahr 2011 in den

Proceedings of the National Academy of Sciences belegt, dass Männer mit hohem Testosteronspiegel eher heiraten und der Testosteronspiegel danach um durchschnittlich 30 Prozent abfällt. Das Coole daran ist: Ähnlich wie bei einer männlichen Maus je nach Ausmaß des Kontaktes, den sie mit ihren Jungen pflegt, Neuronen wachsen, hängt das Ausmaß, zu dem das Testosteron beim Mann abfällt, unmittelbar damit zusammen, wie viel Zeit er mit seinem Kind verbringt. Man könnte meinen, dass Testosteron etwas rein „Körperliches" ist. Was auch stimmt, trägt es doch zum Aufbau von Muskeln bei. Allerdings hat es auch Auswirkungen im Gehirn, und ein Abfall der Konzentration bewirkt, dass Papi weniger aggressiv und dafür fürsorglicher wird. Kurz gesagt, er verändert sich vom Kerl zum Vater.

Des Weiteren gibt es einen deutlichen Unterschied in den Gehirnen von Eltern und Nicht-Eltern in der Reaktion auf den Klang von Babygeschrei, selbst wenn dieses Baby nicht das eigene ist. Schreit ein Baby, zeigt das elterliche Gehirn eine Aktivierung in der Amygdala und dem präfrontalen Kortex, ganz so, als wäre das Gehirn des Elternteils so verdrahtet, dass es die Furcht des Babys fühlt (Amygdala) und umgehend fragt, was dagegen unternommen werden kann (präfrontaler Kortex). Das Gehirn von Nicht-Eltern? Wohl eher nicht. Für das Gehirn von Nicht-Eltern unterscheidet sich das Geräusch eines schreienden Babys nicht von jedem anderen schrillen Laut.

Das „Eltern-Hirn" ist nur eine Neuerung in einer langen Reihe von alters- und lebensstadienbezogenen Veränderungen in Ihrer grauen Substanz. Als Sie sehr jung waren, wussten Sie nichts. Daher war Ihr Gehirn für schnelle Lernprozesse verdrahtet, damit Sie etwas in Erfahrung bringen konnten. In ihren Teenager-Jahren mussten unsere Vorfahren noch um ihren Platz in der gesellschaftlichen Hierarchie kämpfen, was gelegentlich riskantes und aggressives Verhalten erforderlich machte. Aus diesem Grund ist das Gehirn von Teenagern für diese übermäßige Idiotie verdrahtet. Als junger Erwachsener war Ihr Hirn darauf programmiert, einen Gefährten zu finden. Und wenn Sie dabei erfolgreich waren, überarbeitete sich Ihr Hirn selbst, um den Bedürfnissen der Kinder, die Sie erziehen, Priorität einzuräumen.

Heute ist endlich die Zeit gekommen, den Kampf gegen Ihr Gehirn aufzugeben. Wenn Sie ein Elternteil sind, akzeptieren Sie, dass Ihr Gehirn nie wieder so sein wird wie vor den Kindern. Was allerdings nicht unbedingt etwas Schlechtes ist. Vielmehr ist es das Ergebnis der supercoolen Fähigkeit Ihres Gehirns, sich an Ihre Bedürfnisse anzupassen. Als Elternteil brauchen Sie das Gehirn von Eltern. Sind Sie kein Elternteil, kann ihr Gehirn fortfahren, das Schreien eines Babys mit kratzenden Fingernägeln auf einer Tafel gleichzusetzen.

Fake It Till You Make It (So tun als ob, bis man es kann)

Die Moral aus dieser ganzen Eltern-Hirn-Geschichte ist, dass Handlungen zu Entwicklung führen: Je elterlicher beziehungsweise nicht-elterlicher Sie handeln, desto wahrscheinlicher wird sich Ihr Gehirn selbst transformieren, um Schritt zu halten. Die Dauer, die Mütter und Väter mit ihren Kindern verbringen, erzeugt mütterliche und väterliche Zustände im Gehirn. Umsorgen Sie Ihr Kind, und die Chancen stehen gut, dass Ihr Gehirn mitziehen wird.

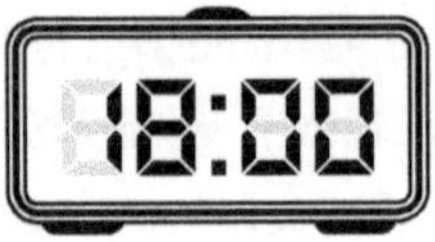

LIEBE IST EIN BERAUSCHENDER CHEMISCHER COCKTAIL

Wenn Sie wissen möchten, was in Ihrem Gehirn vor sich geht, wenn Sie diesen Abend Liebe erleben, müssen Sie zuerst Ihre Begrifflichkeiten sortieren. Meinen Sie das *Verlieben* oder das *Verliebtsein*? Beides ist wie eine Droge. Wenn Sie sich nach einem vielversprechenden Date jemals euphorisch und schwindelig gefühlt haben, wissen Sie, dass das Verlieben die Reaktion des Körpers auf eine Freizeitdroge nachahmt. Und auch wenn ich Amors Bemühungen nicht mit einem vollen Gassibeutel torpedieren will, *Verliebtsein* ist doch etwas völlig anderes: mehr wie das Gefühl, nach zwei Wochen unter einem Haufen Käsechipstüten mit der allmählich dämmernden Einsicht der Abhängigkeit aufzuwachen.

Das liegt daran, dass das Verlieben zum Teil vom guten alten Dopamin abhängt – der Belohnungschemikalie des Gehirns, die von Opioiden wie Heroin nachgeahmt wird. Liebe verursacht, wie Heroin, die Ausschüttung von Dopamin im Gehirn. Nicht nur bewirkt das Dopamin, dass Sie sich tatsächlich etwas benommen fühlen, es den Schmerz blockiert und die Lust anregt – die Lust der Dopaminausschüttung veranlasst Sie sogar Dinge zu tun, die zu mehr Lust führen. Nach einem guten ersten Date sorgt das Dopamin in Ihrem Gehirn dafür, dass es ein zweites geben wird.

Dann ist da noch etwas Oxytocin. Nein, das ist nicht das oft missbrauchte verschreibungspflichtige Medikament Oxycodon, sondern ein natürlich auftretender Neurotransmitter, der das Eingehen von Bindungen beim Menschen unterstützt. Tatsächlich bringt Oxytocin nicht nur das Bonding beim Menschen hervor; es wurde nachgewiesen, dass es bei Labormäusen die Mutter-Jungtier-Bindung hervorruft. Ein Oxytocin-Nasenspray lässt Menschen bei Experimenten kooperativer sein. Ebenso wie Sie durch Oxytocin veranlasst werden, eine Bindung mit Menschen einzugehen, die Sie als Freunde, Verbündete oder Geliebte ansehen, bewirkt es, dass Sie Menschen ausschließen, die Sie als Außenseiter empfinden – das heißt, ein Spritzer Oxytocin beim Verlieben lässt Sie die Augen nicht von der geliebten Person abwenden, während für andere Optionen Scheuklappen angelegt werden.

Beim Sex gesellt sich zum Oxytocin Vasopressin, ein Hormon, das bei der Regulierung von Wassereinlagerungen und Gefäßerweiterungen (Vasodilatation) eine Rolle spielt. Untersuchungen bei Präriewühlmäusen belegen, dass Vasopressin für die Bonding-Erfahrung beim Sex verantwortlich ist – mit Vasopressin gehen die Wühlmäuse nach der Paarung eine Bindung ein. Wird das Vasopressin blockiert, belassen die Wühlmäuse es bei einem One-Night-Stand. Das Coole daran ist, als Wissenschaftler Präriewühlmaus-Paaren Vasopressin verabreichten, gingen diese sogar *ohne* sich zu paaren eine Bindung ein. Zumindest bei Präriewühlmäusen ist es der Chemiecocktail und nichts weiter, das die verbindende Erfahrung von Liebe erschafft.

Und ja, genau das Gleiche kann man auch beim Menschen feststellen – je besser das Gehirn Oxytocin und Vasopressin umsetzt, desto wahrscheinlicher werden Sie in einer engen Beziehung sein. Tatsächlich verfügen die Gehirnzellen über Rezeptoren, die dazu konzipiert sind, diese Hormone festzuhalten. Es gibt Grund zu der Annahme, dass Menschen mit weniger Oxytocin- und Vasopressin-Rezeptoren sich eher scheiden lassen und eher weniger zufrieden in einer Beziehung leben.

Aber das ist noch nicht alles. Wie Schädlingsmittel, die Ungeziefer von Ihrer Garage fernhalten sollen, mischt die Liebe Ihrem armen, benebelten Gehirn sogar noch mehr Chemikalien bei. Unter anderem Noradrenalin, das das Herz höher schlagen lässt. Noradrenalin, ausgeschüttet in der Euphorie der Liebe, ist Teil der körpereigenen Kampf-oder-Flucht-Reaktion und erhöht Ihre Fähigkeit, mit Ihrem neuen Partner durch Tulpenfelder zu laufen.

Zu guter Letzt ist da das Serotonin. „Die Liebe senkt den Serotoninspiegel, was bei Personen mit Zwangsneurosen häufiger vorkommt", erklärt Mary Lynn, Doktor der Osteopathie und Co-Direktorin der Loyola Sexual Wellness Clinic. „Das könnte die Erklärung dafür sein, warum wir uns im Anfangsstadium einer Beziehung auf wenig anderes als unseren Partner konzentrieren."

Fassen wir zusammen: Da wäre das Dopamin, das einen high macht, Oxytocin, das einen abhängig macht, Noradrenalin, dass einen verändert, und Serotonin, das einen zwanghaft macht. Im Laufe der Zeit ist man außerstande, ohne diesen Eintopf an Neurotransmittern zu existieren. Je länger man sich in einer Beziehung befindet, desto mehr gewöhnt sich das Gehirn an diese Chemikalien. Dann wird die Basis so justiert, dass man diesen Cocktail *braucht*. Der Vergleich mit der Sucht ist überaus belastbar. Als die Wissenschaftlerin der Rutgers University Helen Fisher Studienanfängern, die kürzlich mit ihrem Freund oder ihrer Freundin Schluss gemacht hatten, ein Bild des Ex-Partners beziehungsweise der Ex-Partnerin zeigte, stellte sie fest, dass dieselben Gehirnregionen aktiviert waren wie bei Rauschgiftsucht.

Was durchaus stichhaltig ist. Unser Gehirn hat sich nicht entwickelt, um als Reaktion auf Drogen Genuss zu empfinden;

Drogen sind lediglich eine künstliche Art, um das für einen anderen Zweck entwickelte Lustsystem zu kapern, das dazu da ist, damit man Liebe und Bindung fühlen kann. Für Ihr Gehirn ist Liebe eine Droge, und Drogen sind Liebe. Vergessen Sie das nicht.

Berührung, Sonnenlicht, Liebe

Außer bei Amazon nach illegalen Händlern für ein Oxytocin-Nasenspray zu suchen (vergeuden Sie keine Zeit) oder sich Ihren Doktortitel zunutze zu machen, indem Sie sich für eine erhöhte Serotonin-Ausschüttung gentechnisch verändern, müssen Sie sich mit den Liebes-Chemikalien im Gehirn auf altmodische Art und Weise auseinandersetzen: Sie müssen die Liebe erfahren. Lässt sich die Liebe nur schwer auftreiben, reicht auch körperlicher Kontakt. Selbst platonische Umarmungen sorgen für die Ausschüttung von Oxytocin. Einige Wissenschaftler sind der Meinung, dass Menschen, die sich nach einer Isolierung nach menschlichem Kontakt sehnen, eine Art Oxytocin-Entzug durchmachen. Darüber hinaus wird in einem Artikel im *Journal of Psychiatry and Neuroscience* helles Licht empfohlen, das eine ähnliche Serotoninausschüttung bewirken soll wie Verliebtsein. Sie dachten, „sich in der Liebe Ihres Partners zu sonnen" sei lediglich eine Metapher? Es erweist sich, dass die Bedeutung etwas buchstabengetreuer auszulegen ist. Wenn Sie nach Liebe und menschlichem Kontakt ausgehungert sind, können Sie sich einen Hauch davon ergattern, indem Sie hinaus ins Sonnenlicht gehen.

SO ERFAHREN SIE, OB IHRE BEZIEHUNG HALTEN WIRD

Da Sie nun wissen, was in Ihrem Gehirn los ist, wenn Sie verliebt sind, stellt sich die offensichtliche Frage: „Ist das von Dauer?" John Gottman kennt die Antwort. Der berühmte Beziehungsforscher und emeritierte Professor der Psychologie an der University of Washington verbrachte ein Leben lang damit, Worte, Aktionen, Reaktionen und Gefühle in einer Beziehung zu entlarven, die Erfolg oder Misserfolg prognostizieren.

Dazu zeichnete er verheiratete Probanden auf, die miteinander sprachen und deren Hauttemperatur und Herzfrequenz gemessen wurde. Er bat sie, durch das Drücken von Hebeln die Intensität ihrer Gefühle während des Gesprächs anzuzeigen, und ließ dann geschulte Studenten die Mimik des Paares während des Gesprächs codieren. Es stellte sich heraus, dass sich vier Punkte konstant bei Paaren zeigten, die sich später scheiden ließen: Vorwürfe, Verteidigung, Mauern und Geringschätzung. Sicherlich kennen Sie die allgemeine Bedeutung dieser Punkte. Dennoch ist es die Mühe wert, sich diese vier, die Gottman die „Vier Reiter der Apokalypse" nennt und die Beziehungen zerbrechen lassen, genauer anzusehen.

Selbstverständlich gibt es Dinge, die Ihr Partner tut und die Ihnen missfallen – Sie hassen es, wenn er vergisst, an der Kaffeemaschine die Taste für „starken Kaffee" zu drücken, und morgens nur eine wässrige Brühe herauskommt; oder Sie hassen es, wenn sie Ihre Programmierkenntnisse auf Partys herunterspielt. Und Sie möchten diese geliebte Person über die Dinge informieren, die Ihnen missfallen; Sie wollen *kritisieren*. Gottman sagt, Sie sollten sich keinen Zwang antun. Ob es nun realistisch ist zu erwarten, dass Ihr Partner die Ihnen missfallenden Dinge unterlässt oder nicht, sei dahingestellt. Jedenfalls ist es völlig unrealistisch, von Ihnen zu erwarten, sich auf die Zunge zu beißen, wenn Sie in Ihrer Beziehung Dinge sehen, von denen Sie wünschten, sie wären anders. Es ist nicht die Kritik an den *Aktionen* eines Partners, die Gottman zu den vier Reitern zählt, sondern die Kritik am *Charakter* des Partners. Wenn sich eine Beschwerde über die Ausführung einer Handlung Ihres Partners in Kritik über den Teil des Charakters oder der Persönlichkeit Ihres Partners wandelt, die ihn oder sie so handeln lassen, ist das ein Kennzeichen für mieses Beziehungs-Karma. Denken Sie darüber nach: Sagen Sie „Ich hasse es, wenn du den Toilettensitz oben lässt“ oder „Welches rücksichtslose A-loch lässt den Toilettensitz oben?“!

Verteidigung ist der Versuch, einen Angriff abzuwehren. Die Form der Verteidigung, die Beziehungen scheitern lässt, ähnelt mehr dem Spiegel der Schuld – anstatt einfach einem Angriff auszuweichen, wird der Spieß umgedreht. Dazu gehört auch, dass man einen Angriff vermutet, wo keiner vorhanden ist. Diese Art der Abwehr umfasst keine Anfechtung oder konstruktive Aussprache. Vielmehr ist sie wie eine *Beleidigung*, man bekämpft Feuer mit Feuer, selbst wenn man damit präventiv den Partner mit Feuer bewirft, obwohl der noch nicht einmal seine Fackel entzündet hat.

Der leere, entfernte Blick, den Ihr Partner bekommt, während Sie ihn kritisieren, heißt, dass er mauert. Es bedeutet, dass er sich aus der Interaktion löst, ohne sie zum Abschluss zu bringen, oder sich von Anfang an dagegen wehrt, sich auf einen schwierigen

Austausch einzulassen. Wenn ein Partner mauert, ist es, als hätte er oder sie schon ausgecheckt.

Dann wäre da noch die Geringschätzung. Sie ähnelt ein wenig der Kritik, allerdings gepaart mit spöttischer Respektlosigkeit. Geringschätzung ist nicht nur, dass man sich wünscht, der Partner wäre anders. Sie ist gekennzeichnet von der Abwertung seiner oder ihrer grundsätzlichen Art. Für Gottman ist ein langgezogenes *Oh bitte*, in Verbindung mit dem Verdrehen der Augen, der destruktivste der vier Reiter, ein Merkmal für dauerhaften Ärger, der unter der Oberfläche brodelt.

Das alles mag sich wie windige Beobachtungen aus einem Selbsthilfeblog anhören – bis man sich ansieht, woher es stammt. Ab dem Jahr 1989 warb Gottman 130 jungvermählte Paare aus der Umgebung Seattles für eine Längsschnittstudie an: Alle waren kinderlos und weniger als sechs Monate verheiratet. Er ließ sie Fragebögen ausfüllen und zeichnete anschließend ein Gespräch auf, in dem sie ein Dauerproblem ihrer Wahl besprechen konnten. Dann beobachtete Gottman diese Paare sechs Jahre lang. In diesem Zeitraum gab es 17 Scheidungen. Was hatten diese Paare in dem Gespräch im Gottman-Labor anders gemacht als die 113 noch verheirateten Paare?

Vor diesem Hintergrund entstanden die vier Reiter – bei den Paaren, die sich später scheiden ließen, kam es eher vor, dass sie den Charakter kritisierten, sich defensiv verhielten, mauerten oder ihrem Partner Geringschätzung zuteil werden ließen. Gottmans Modell sagt Scheidungen mit einer Genauigkeit von 83 Prozent voraus und Zufriedenheit in der Ehe zu 80 Prozent. Das heißt, wenn Sie die vier Reiter in Ihrer Beziehung entdecken, besteht immer noch eine Chance, dass alles gut wird ... dennoch könnte es an der Zeit sein, sich darum zu kümmern, vom Pferd der Beziehungssabotage abzusteigen, bevor es zu spät ist.

„Gefallen Ihnen Horrorfilme?"

Wenn Sie etwas über die Kompatibilität von Paaren erfahren wollen, können Sie sich viele Paare anschauen. Oder aber Sie schauen sich im Zeitalter des Internets eine ganze Reihe von Zahlen an. Genau das haben Harvard-Mathematiker und Gründer des Online-Dating-Portals „OK Cupid" getan, um herauszufinden, welche drei Fragen aus ihrem Kompatibilitäts-Fragebogen am besten voraussagen, bei welchen Paaren es klappen könnte. Und das sind sie: „Gefallen Ihnen Horrorfilme?", „Sind Sie jemals allein durch das Land gereist?" sowie „Wäre es nicht schön, alles hinzuwerfen und auf einem Segelboot zu leben?" Es mag sich dumm anhören, aber diese drei Fragen in Kombination schaffen es besser als Tausende anderer Fragen, die langfristige Kompatibilität vorauszusagen.

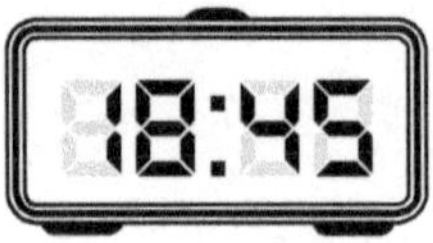

SOLLTEN SIE MIT IHREM PARTNER STREITEN, WENN SIE WÜTEND ODER TRAURIG SIND?

Da ist er wieder. Dieser kleine Teufel der Wut, der auf Ihrer Schulter sitzt und Sie mit dieser verdammten Mistgabel in den Hals pikst. Und Sie wissen genau, dieser kleine Kerl wird so lange auf sie einstechen, bis Sie sich mit Ihrer besseren Hälfte streiten. Wir haben alle schon gehört, dass es unklug ist, zu streiten, wenn man wütend ist. Denn am Ende wirft man sich Dinge an den Kopf, die man nicht so meint und nicht zurücknehmen kann. Und man stürzt die bis dato gekannte Welt generell ins Chaos. Aber dank der wundervollen inneren Abläufe Ihres Gehirns verlieren Sie nicht nur mit höherer Wahrscheinlichkeit die Kontrolle über Ihre Verhaltensweisen, wenn Sie wütend sind, sondern auch die Kontrolle über Ihre Überzeugungen. Denn wie Sie die Absichten Ihres Partners, seinen Charakter und seine genetische Ähnlichkeit mit einem Schleimpilz interpretieren, hängt von Ihrer Stimmung ab. Und Sie können darauf wetten, wenn Sie sauer sind, sind Sie bereit, das Schlimmste anzunehmen.

Es ist wie folgt: Stellen Sie sich vor, Sie fahren über einen überlaufenen Supermarktparkplatz, und ein Mann mit einem Handy am Ohr tritt Ihnen in den Weg. Das Telefon noch immer am Ohr, macht er eine Geste und hält Ihnen die Handfläche hin. Was will er mit dieser Geste ausdrücken? Und was ist eine angemessene

Erwiderung darauf? Sollten Sie ihm Ihrerseits die Handfläche zeigen oder vielleicht doch eher die Rückseite Ihres längsten Fingers? Wie Sie die Handbewegung des Mannes einordnen – als Entschuldigung, Dankeschön oder Befehl –, hängt größtenteils von Ihrer eigenen Laune ab. Sind Sie schlecht gelaunt, werden Sie die Hand des Mannes eher als Beharren auf seiner Berechtigung sehen, durch den Verkehr zu laufen, während er am Telefon quasselt. Gut gelaunt sind Sie eher geneigt, ihm einen Vertrauensvorschuss zu gewähren und seine Geste als Entschuldigung für die Unannehmlichkeit und ein Danke zu werten, dass Sie ihn nicht in einen Straßenpfannkuchen verwandelt haben.

Der Grund dafür ist der sogenannte „Stimmungskongruenzeffekt", der besagt, wenn Sie sich schlecht und mies fühlen, denken Sie, auch andere würden sich schlecht und mies. Das ist durchaus einleuchtend, aber die Sache ist die: Nicht alle Schattierungen von „schlecht und mies" sehen in Ihrem Gehirn gleich aus. Wut ist in Ihrer Amygdala zu Hause, sie ist die Variante des „sechsten Sinns" der schlechten Laune, die Ihren Puls, den Blutdruck und die Epinephrin-Ausschüttung ansteigen lässt. Traurigkeit hingegen ist im Hippocampus beheimatet. Dadurch greift ein kognitives Erlebnis der schlechten Stimmung auf das Gedächtnis und auf Ihre Interpretation von Erlebnissen zurück, ohne notwendigerweise Ihren Körper zu beeinträchtigen. Interpretieren wütende Menschen soziale Stimuli anders als traurige? Begleiten wir einfach Galen Bodenhausen, Professor für Psychologie an der Northwestern University, und sehen uns das genauer an.

Zuerst bat er College-Studenten, sich „anschaulich an eine Episode zu erinnern, die sie sehr wütend gemacht hat, und detailliert zu beschreiben, wie sich diese Begebenheit ereignet hat". Andere taten dasselbe mit einer traurigen Erinnerung. Einer dritten Gruppe wurde gestattet, in der Stimmung zu verharren, in der sie ins Labor gekommen war. Anschließend gab er den Studenten vor, sie würden in einer Peer-Review-Gruppe (Kontrolle durch Gleichrangige) sitzen und Fälle von studentischem Fehlverhalten beurteilen, genauer gesagt einen Fall von Betrug und einen tätlichen Übergriff. In der Hälfte der Fälle erhielt der fiktive Beklagte einen Namen mit offensichtlich spanischer Herkunft. Wie haben die traurigen, wütenden oder neutral eingestellten Studenten ihre hispanischen beziehungsweise ethnisch neutralen Peers beurteilt? Es ist, wie Sie sich vielleicht schon denken konnten. Die wütenden College-Studenten haben Peers mit spanisch klingendem Namen leider sehr viel wahrscheinlicher als schuldig angesehen – nicht jedoch wenn sie traurig oder neutral gestimmt waren. Die Wahrscheinlichkeit, schuldhaftes Verhalten festzustellen, nahm unterdessen in den Fällen, die einen Beklagten mit ethnisch neutralem Namen betrafen, nicht zu.

Für Bodenhausen ist dies der Beweis für die „heuristische Informationsverarbeitung". Ist man wütend, hört man nicht auf den Verstand, sondern auf sein Bauchgefühl. Und in diesem Fall beinhaltete das Bauchgefühl der Studenten auch Stereotype. Plakativ ausgedrückt bewirkte die Wut, dass die Studenten ihren Verstand verloren.

Galen Bodenhausen wiederholte das Experiment in Bezug auf Meinungen. Erneut bewirkte er bei College-Studenten, dass sie wütend, traurig oder neutral waren, und ließ sie anschließend einen Essay lesen, der sich für die Anhebung des Mindestalters für den Führerscheinerwerb von 16 auf 18 aussprach. Die eine Hälfte der College-Studenten wurde informiert, dass der Essay von „einer Gruppe Verkehrsexperten der Princeton University" geschrieben worden war, der anderen Hälfte sagte man, der Urheber sei „eine Gruppe Studenten des Sinclair Community College in New Jersey". Wie überzeugend fanden die College-Studenten die Argumente? Es stellte sich heraus, dass traurige Studenten ihrem Verstand das Kommando überließen und ihr Urteil größtenteils anhand des Inhalts der schriftlichen Argumentation bildeten; bei wütenden Studenten stach die Quelle der Argumentation den Inhalt aus. Dasselbe stellte Bodenhausen fest, als er die Seriosität anstelle der Kompetenz der Quellen variierte: Kam die Information von einer voreingenommenen Quelle, ließen wütende Studenten zu, dass ihr Misstrauen gegenüber der Quelle die Informationen erdrückte. Traurige und neutrale Studenten hingegen misstrauten der Quelle zwar, bildeten sich aber dennoch ihr Urteil anhand des Inhalts der Argumentation.

Das bedeutet, Wut stumpft die Fähigkeit, rational zu sein, ab. Aber das wussten Sie wahrscheinlich schon. Allerdings erreicht Wut diese Rationalitätsabstumpfung auf interessante Art. Denn es scheint, als würde sie einen direkten Kommunikationskanal zu Ihren Vorurteilen, Instinkten und Heuristiken öffnen, also zu allen Ansichten und Faustregeln für Entscheidungen, die Ihr Plan B sind, sofern er nicht von Ihrem Bewusstsein überschrieben wird. Ist man wütend, urteilt man über die Person, nicht über den Inhalt. Und man wird von der Person überzeugt, nicht vom Inhalt.

Wenn Sie sich mit Ihrem Partner streiten, wenn Sie wütend sind, wird Ihre Meinung über diese idiotische und unzuverlässige Person alles Clevere oder Wahre oder Verständnisvolle ausstechen, das sie sagen könnte. Versuchen Sie stattdessen, sich bei einem Problem auf Ihren Standpunkt zu konzentrieren, selbst angesichts eines charismatischen und überzeugenden Partners, dann könnte Ihre Wut bewirken, dass Sie leichter zu überzeugen sind. Man kann streiten, wenn man traurig ist, denn man bleibt trotzdem vernünftig. Wütend zu streiten ermöglicht jedoch Ihrem sechsten Sinn, die Kontrolle zu übernehmen, während Ihre ureigenen Interessen ins Hintertreffen geraten.

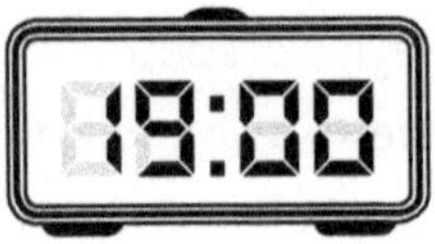

EIN WINZIGES BEWEISSTÜCK, DAS NAHELEGT, DASS IHR GEHIRN NOCH IMMER DAS EINES HÖHLENMENSCHEN IST

Während Sie sich überlegen, wie Sie heute Abend mit Ihren Lieben zu Hause umgehen, oder im Fitnessstudio, im Restaurant oder in Single-Bars mit jenen, die Sie gerne lieben *würden*, sollten Sie wissen, dass Ihr Gehirn es Ihnen erlaubt, weit mehr zu sein als ein von der Evolution erschaffenes dummes Reproduktionswerkzeug. Mindestens seit der Aufklärung oder vielleicht der industriellen Revolution sind wir nicht mehr an die Gesetze der Evolution gebunden, sind wir frei von der Einmischung Darwins in unser Gehirn. Anstatt unseren tierischen Instinkten verpflichtet zu sein, sind wir vernunftbegabte Wesen mit einem entwickelten Sinn, der über die Notwendigkeit der Fortpflanzung hinausgeht (selbst wenn wir diesen Sinn nicht genau artikulieren können). Aber ist das wirklich so? Haben wir die Evolution tatsächlich abgeschüttelt?

Wir könnten die gesamten nördlichen Wälder abholzen, um das Papier zu gewinnen, das man brauchen würde, um all die Studien aufzuzählen, die belegen, dass Männer und Frauen noch immer dazu verdammt sind, nach ihren evolutionären Impulsen zu handeln. Nehmen wir beispielsweise eine Abhandlung, die im Jahr 2000 in der Zeitschrift *Nature* veröffentlicht wurde.

Einleitend werden frühere Untersuchungen genannt, aus denen hervorgegangen ist, dass große Männer gegenüber kleingewachsenen Männern einen Vorteil in der Allgemeinbildung, der Gesundheit, dem Einkommen und dem sozialen Status haben. Das allein sollte Ihnen eigentlich schon reichen: Denn warum sollte die Körpergröße Ihren beruflichen Erfolg beeinflussen? Die Studie geht indes einen Schritt weiter und stellt fest, dass große Männer mehr Kinder haben.

Selbst in unserem aufgeklärten Zeitalter verschafft die Körpergröße demzufolge einigen Männern einen grundlegenden evolutionären Vorteil.

Egal, wie hoch entwickelt Sie unzweifelhaft sind, Spielraum nach oben ist immer vorhanden.

Gesprächsthemen fürs erste Date

Der Verhaltensökonom Dan Ariely stellte fest, dass man die Unterhaltung beim ersten Date falsch anpackt. Wir neigen dazu, uns in Allgemeinheiten zu verlieren, über das Wetter oder das Essen zu plaudern, über Themen, die eine 08/15-Verständigung garantieren. Sich an sichere Themen wie Hobbys und Jobs zu halten, produziert allerdings laut Ariely ein mittelmäßiges Date, das schnell vergessen ist. Als Ariely miteinander ausgehende Paare zwang, sich aus einer Liste pointierte Fragen wie „Hast du jemals jemandem das Herz gebrochen?" oder „Wie viele Liebespartner hast du schon gehabt?" auszuwählen, bewerteten sowohl die Fragenden als auch die Antwortenden die Gespräche als unterhaltsamer. Sich auf Themen zu beschränken, die für eine Balance sorgen, ist der gefahrlose Weg. Der Weg zu einem guten Date ist es, alles auf den Kopf zu stellen.

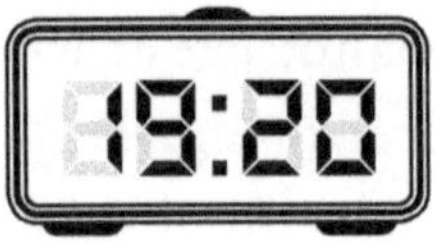

SO LESEN SIE DIE GEDANKEN IHRER BESSEREN HÄLFTE

> „He, Schätzchen, was hältst du davon, wenn wir meine Mutter dieses Wochenende zum Essen einladen?"
>
> „Wie wäre es, dieses Jahr anstelle des Skiurlaubs auf eine Disney-Kreuzfahrt zu gehen?"

Es gibt politisch korrekte Möglichkeiten, auf diese Fragen zu antworten. Wege, die verhindern, dass einer von beiden auf der Couch nächtigen muss. Und dann gibt es noch die *echten* Antworten, das, was Sie tatsächlich hinter dieser polierten Fassade von Höflichkeit und Kompromissbereitschaft denken. Wenn Sie wissen möchten, was Ihr Partner wirklich denkt, benötigen Sie ein Fenster, das an den Machenschaften seines präfrontalen Kortex vorbeizeigt, vorbei an der Maske, die wir so meisterhaft vor unser Gesicht halten, um unsere Emotionen und Absichten zu verbergen.

Dieses Fenster existiert in der sogenannten *Mikroexpression*. Ähnlich der Verzögerung, die besteht, wenn man den Beckenschlag einer Pep-Band sieht, bis man ihn tatsächlich dröhnen hört, gibt es eine kurze Verzögerung zwischen der Emotion, die wir fühlen, und unserer Fähigkeit, sie zu verbergen. In diesen Millisekunden zeigt das menschliche Gesicht seine wahren Gefühle.

Eine rasche Bilder-Suche im Netz nach „Ekman Mikroexpressionen" (nach dem Wissenschaftler Paul Ekman benannt, der den Begriff prägte und den Großteil der Studien in diesem Bereich durchführte) zeigt Hunderte guter Beispiele von Mikroexpressionen – Bilder von Gesichtern, deren emotionaler Ausdruck auf frischer Tat ertappt wurde. Das Geheimnis in der realen Welt, mit dem man Mikroexpressionen entlarven kann, heißt *nicht blinzeln*.

Ekman stellte fest, dass Mikroexpressionen lediglich 1/15 bis 1/25 Sekunde lang andauern; danach können Menschen sie bewusst oder unbewusst kaschieren.

Dieses winzige Fenster liefert wichtige Informationen. Eine Studie stellte fest, dass die Fähigkeit eines Arztes, die Mikroexpressionen der Patienten zu erkennen, mit der Einschätzung der Patienten der ärztlichen Empathie korrelierte. In einer weiteren Studie wurde die Aufzeichnung einer Rede von George H. W. Bush gezeigt, aus der die Wissenschaftler sieben Mikroexpressionen eines Lächelns entfernt hatten. Ohne die freundlichen, unterbewussten Untermauerungen in der Rede fühlten sich die Probanden bedrohter und wütender. Laut einer weiteren Studie können Menschen, die Mikroexpressionen erkennen, Lügner besser entlarven – zumindest, wenn diese eine Geschichte mit emotionalem Inhalt auftischen. Denn das erzeugt die von Wissenschaftlern so genannte „facial leakage", das heißt, mimische Informationen können „durchsickern" (wenn Sie lügen, sollten Sie folglich versuchen, Emotionen und Lüge zu trennen).

Selbst im Unterbewusstsein beeinflussen Mikroexpressionen Ihre Wahrnehmung von der Welt. Sie bewusst wahrnehmen zu lernen könnte Ihnen daher Rückschlüsse darauf erlauben, was Ihre bessere Hälfte denkt und fühlt, was Sie auf anderem Wege vielleicht nicht erfahren würden. Eine Frage stellt sich: Ist es möglich, diese Mikroexpressionen bewusst wahrnehmen zu lernen?

Für Computer schon. Deren Verwendung in einem Lügendetektor-System zitierend, beschreiben chinesische Wissenschaftler ein automatisiertes System, das Mikroexpressionen mit einer Genauigkeit von 85,42 Prozent erkennt und interpretiert und damit, so schreiben sie, „die Leistung geschulter Personen übertrifft".

Selbst ohne die Fähigkeit eines Computers, eine Momentaufnahme zu erstellen, anschließend Bild für Bild durchzugehen und dabei Daten mit der Geschwindigkeit eines Siliziumchips zu verarbeiten, können Sie lernen, Informationen aus Mikroexpressionen herauszuziehen. Ekman bietet eine Reihe (kostenpflichtiger) Werkzeuge für die Ausbildung Ihrer Fähigkeit, Mikroexpressionen auszumachen und auszunutzen. Kostenlos können Sie in diesem Augenblick eines tun: Ihre Sinne dafür schärfen, dass es Mikroexpressionen gibt. Oft verpassen wir die Informationen aus den Mikroexpressionen, weil wir vergessen hinzusehen.

Wenn Sie also das nächste Mal ein wichtiges Gespräch führen, sei es die Auswertung eines Bewerbers, beim Klönen mit einem Freund oder am Abend, wenn Sie versuchen, versteckte Informationen aus Ihren Lieben rauszuholen, achten Sie sehr genau darauf, ob das Aufblitzen eines Ausdrucks von einer Maske verdeckt wird. Dieses kurze Zeitfenster kann einen flüchtigen Blick in Wahrheiten, Lügen und die wahren Gefühle der Menschen bieten.

19:30 UHR

GLÜCK, WOHLERGEHEN UND TWINKIES

Die Verfassung der Vereinigten Staaten von Amerika garantiert kein Glück. Zum einen, weil die Sache mit dem Recht auf „Leben, Freiheit und Streben nach Glück“ aus der Unabhängigkeitserklärung stammt und nicht aus der Verfassung. Ein weiterer wichtiger Grund ist jedoch, dass eine Regierung zwar sicherstellen kann, dass man das Recht hat, nach Glück zu streben (oder wenigstens eignet sich der Gedanke hervorragend für Propaganda), aber nichts und niemand kann die Verwirklichung dieses Glücks garantieren. Wenn Sie nun heute Abend auf Ihrer Couch sitzen, dieses Buch lesen und Ihren Tag Revue passieren lassen, fragen Sie sich einmal selbst: Sind Sie glücklich?

Beginnen Sie jedoch mit der Frage, ob „Glück“ das ist, was Sie wollen. Wenn Sie niedergeschlagen dasitzen, wahrscheinlich schon. Und selbst wenn Sie recht zufrieden sind, muss man doch sagen, dass man stets glücklicher sein könnte, nicht wahr? Mal ehrlich: Liegen Sie nun mit dieser Lektüre in einer Hängematte am Strand mit einer Margarita rechts neben Ihnen oder nicht? Wenn ja, ist es sehr heiß? Trägt die Brise zu Ihrem Glück bei? Wie *glücklich* sind Sie tatsächlich auf einer Glücksskala von eins bis zehn?

Aristippos von Kyrene, ein griechischer Philosoph, der im vierten Jahrhundert vor Christus lebte, stellte dieselbe Frage und wartete mit einer einfachen Antwort auf. Wenn man sich häufiger gut als schlecht fühlt, ist man glücklich. Für ihn bestand der Sinn des Lebens darin, die Zeiträume, in denen man sich glücklich fühlt, zu maximieren, und die, in denen man sich traurig fühlt, zu minimieren. In jüngster Zeit konnten im Bereich der Wissenschaft zahlreiche Nachweise erbracht werden, dass wir genau das tun. In vielerlei Hinsicht sind Menschen einfache Geschöpfe, die den „Nutzen maximieren", indem sie nach Vergnügen, nicht nach Schmerz streben. Und zwar bis zu dem Grad, dass der berühmte Ökonom Daniel Kahneman aus Princeton empfiehlt, das Glück zu messen, indem man den eigenen Tag in einem Tagebuch festhält und nachrechnet, wie oft und wie eindringlich Glück das Unglücklichsein überwiegt.

Könnte Glück denn mehr sein, als sich gut zu fühlen, ohne sich schlecht zu fühlen (und vielleicht noch das nachklingende Gefühl der Selbstgefälligkeit)?

Genau an diesem Punkt kommen die Eudämonisten ins Spiel. Nein, Eudämonisten sind keine Spinner, die in den mathematischen Verhältnissen der ägyptischen Pyramiden einen versteckten Sinn zu finden suchen, noch sind es Leute, die maskentragend in seltsamen orgiastischen Ritualen in Oliver-Stone-Filmen mitmachen. Oder wenn doch, dann ist das unabhängig davon, was sie zu Eudämonisten macht. Ein Eudämonist glaubt, wie Aristoteles, dass das Leben aus mehr besteht als unseren reflexartigen Wünschen. Fast kann man Sam, den amerikanischen Adler aus *Die Muppet Show* jubeln hören, während er die Vorteile von Dingen beschreibt wie etwa einer starken moralischen Orientierung.

Aus eudämonistischer Sicht kann Glückseligkeit wirklich übel sein. Beispiel Panama: Laut UNICEF-Statistik hatte Panama im Jahr 2012 ein Pro-Kopf-Einkommen von 9.910 US-Dollar, 45 Internet-Nutzer auf 100 Menschen und eine Bevölkerung, die zu 6,6 Prozent unter der internationalen Armutsquote von 1,25 US-Dollar pro Tag lebte. Vergleichen Sie das mit den mächtigen Vereinigten Staaten, für die die UNICEF-Statistik ein Pro-Kopf-Einkommen für das Jahr 2012 von 50.120 US-Dollar, 86 Internetnutzer auf 100 Menschen und einen unmessbar geringen Prozentsatz an Menschen, die mit weniger als 1,25 US-Dollar pro Tag auskommen, ermittelt hat. Selbstverständlich sind die Menschen in den Vereinigten Staaten – die mehr Geld und die Möglichkeit zur Verfügung haben, Dinge wie das Regenbogen-Katzen-Video anzusehen – glücklicher als Leute in Panama, stimmt's? Nicht laut dem Gallup-Healthways Well-Being Index von 2013, für den 133.000 Menschen in 135 Ländern befragt wurden. Die Ergebnisse wurden im Bericht *Der Zustand des globalen Wohlbefindens* vorgelegt. Sieht man sich das Wohlbefinden der Bürger nach Nationen an, führt Panama die Liste auf dem ersten Platz an. Die Vereinigten Staaten standen an 41. Stelle.

Das liegt daran, dass die Gallup-Umfrage neben dem gegenwärtigen Glückserlebnis Bereiche wie *Zweck* (das zu mögen, was man jeden Tag tut, und motiviert zu sein, seine Ziele zu erreichen), *Soziales* (sich gegenseitig unterstützende Beziehungen zu pflegen und Liebe zu erleben), *Finanzen* (das Finanzielle im Leben zur Minderung von Stress und Erhöhung von Sicherheit), *Gemeinschaft* (seinen Wohnort zu mögen, sich sicher zu fühlen und stolz auf die eigene Gemeinschaft zu sein) und *Körper* (eine gute Gesundheit und genügend Energie, um den Alltag zu bewältigen) berücksichtigte.

Dem Bericht zufolge wird das Wohlbefinden der Menschen in den Vereinigten Staaten durch Zweck und soziales Wohlbefinden gestärkt, aber durch einen Mangel an Wohlbefinden in den Bereichen Gemeinschaft, Körper und Finanzen zunichtegemacht – offenbar haben Amerikaner das Gefühl, trotz der wirtschaftlichen Übermacht des Landes, nicht über die Runden zu kommen. Kriegsgebeutelte Länder wie Syrien und Afghanistan, in denen es lediglich jeweils einem Prozent der Menschen „gut geht", bilden das Ende der Liste. An der Spitze der Liste folgen auf Panama Costa Rica, Dänemark, Österreich und Brasilien.

Nehmen wir an, Sie wünschen sich nicht Glück, sondern Wohlbefinden. Wie können Sie das erreichen? Um Ihr Wohlbefinden zu verbessern und somit Ihren kleinen Teil dazu beizutragen, das Wohlbefinden der Vereinigten Staaten zu steigern, können Sie sich einen langjährigen Partner suchen. Dies erhöht die Chancen eines Amerikaners, zu den „sich gut entwickelnden" zu gehören, von kläglichen 13 Prozent auf immer noch klägliche 17 Prozent zu kommen (aber wenigstens kann man plötzlich auf jemanden heruntersehen).

Das körperliche Wohlbefinden ist in den Vereinigten Staaten ebenso miserabel … allerdings auf interessante Art. Ja, es geht um die Fettleibigkeit, und dies ist ein Beispiel von vielen, bei dem Sie vielleicht Glück gegen Wohlbefinden eintauschen müssen. Zum Beispiel Twinkies. Wenn Sie Ihre Glückseligkeit maximieren, indem Sie sich 10 oder 20 Stück dieser lecker vanillegefüllten Biskuit-Küchelchen reinziehen, werden Sie wahrscheinlich unmittelbare Glückseligkeit erfahren, gefolgt von einem Einbruch des Wohlbefindens, unter anderem einschließlich Selbsthass und schwallartigem Erbrechen. Das Twinkie-Beispiel soll zeigen: Das, was sich gut anfühlt, ist nicht immer das Beste.

Dabei ist es so verdammt einfach, die Glückseligkeit in die eine Waagschale und die Traurigkeit in die andere zu legen und die Neigung der Wippe als Maß für ein glückliches Leben zu sehen! Dumm gelaufen: Wir leben in einem Zeitalter der Ausflüchte, und selbst etwas scheinbar Reines wie das Glück ist in den Dreck gezogen worden, zusammen mit anderen unangreifbaren Qualitäten wie Transfetten und dem US-Repräsentantenhaus. Und in dieser dubiosen Welt, in der weder Geld noch Bildung noch die Kindersterblichkeit unter fünf Jahren ein absolutes Maß für persönliches oder gesellschaftliches Glück darstellen, kommt es bei der Bewertung Ihres Lebens womöglich nicht darauf an, was Ihnen widerfährt, sondern darauf, wie Sie es gestalten. Untersuchungen der Persönlichkeit zeigen, dass „charakteristisch glückliche Menschen dazu neigen, dieselben Ereignisse und Begegnungen vorteilhafter auszulegen als unglückliche Menschen", stellten die Wissenschaftler Richard Ryan und Edward Deci 2001 fest.

Um es mit den unsterblichen Worten Bobby McFerrins auszudrücken: „Willst du glücklich sein, dann sei jetzt glücklich." Das Glück liegt im Streben, und die Entscheidung, danach zu streben, liegt allein bei Ihnen.

Ihr Wohlbefinden hacken

Suchen Sie nach Möglichkeiten, Ihr Wohlbefinden anzukurbeln? Die folgende Aufzählung mag banal klingen, aber jeder durch zahlreiche Studien belegte Punkt darauf hilft Ihnen auf der Meta-Ebene, sich selbst und Ihrem Leben gegenüber besser zu fühlen: Achten Sie auf Ihren Körper, suchen Sie Gelegenheiten, zu lachen, lassen Sie Ihre Gefühle raus, anstatt sie zu unterdrücken, leben Sie gemäß Ihren Werten, üben Sie Dankbarkeit und Vergebung. (Ach, und verkürzen Sie Ihren Arbeitsweg.)

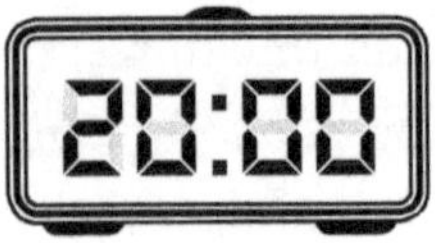

DISSEN SIE NICHT DEN PLACEBO-EFFEKT

Ein berühmtes Zitat von Jack Nicholson aus dem Film *The Shining* lautet: „Komm her und nimm deine Medizin, du gottverdammter Schreihals." Aber welche Medizin aus den 15 Medikamentenschachteln auf der Ablage über Ihrer Zahnpasta müssen Sie denn wirklich einnehmen? Vielleicht alle. Oder ... keine. Denn Placebos werden immer stärker! Ja, diese Zuckerpillen, die Ärzte und Forscher einsetzen, um die Kontrollgruppen in klinischen Versuchen auszutricksen, wirken mit jedem Tag besser und besser! So wirksam sind diese vermeintlich harmlosen und inaktiven Placebo-Pillen, dass es immer schwieriger wird, sie mit tatsächlichen Medikamenten zu toppen.

Das scheint wunderbar zu sein – bald könnten Sie womöglich eine leere Gelatinekapsel schlucken statt Ihrer Antidepressiva! –, doch laut einem Artikel in der Zeitschrift *JAMA: Psychiatry* heißt das auch, dass „steigende Placebo-Ansprechraten zu abnehmenden Medikamenten-Placebo-Unterschieden und zu einer Erhöhung der Anzahl von missglückten antipsychotischen Studien beitragen, was beides die Kosten der Arzneimittelentwicklung erhöht, die klinische Verfügbarkeit neuer antipsychotischer Arzneimittel verzögert und sogar einen Rückgang der Forschung der Pharmakonzerne für psychiatrische Störungen herbeiführt."

Der Grund, weshalb Placebos stärker werden, mag im zunehmenden Vertrauen Ihres Gehirns in die Wirkung dieser Arzneimittel liegen. Heute erhoffen wir eher als in den 1960er-Jahren, dass wir unsere Probleme auf medizinischem Wege lösen können. Wir *erwarten*, dass Medikamente funktionieren. Und das tun sie dann auch. Tatsächlich wird so ziemlich alles, von dem Sie eine Wirkung erwarten, auch genau diese Wirkung haben. Von Außenseitertherapien, die einen erstaunlichen Nutzen für die Gesundheit haben, bis hin zum „Nocebo"-Effekt. Männer, denen in einer Studie gesagt wurde, dass ein übliches Prostata-Medikament zu sexueller Dysfunktion führen könnte, wiesen eine doppelt so hohe Rate an sexueller Dysfunktion auf wie Männer, die von der möglichen Nebenwirkung nichts wussten. Wir tun die Kraft der Psychosomatik mit einem verächtlichen „reine Fantasie" ab. Aber das, was in Ihrem Kopf ist, hat das erstaunliche Potenzial, aus der Membran, die die graue Substanz umgibt, aus- und in den übrigen Körper hineinzutreten. Die Kraft Ihres Geistes kann das, woran Sie bezüglich Ihres Körpers glauben, wahr werden lassen.

Doch ein übergroßes Vertrauen in Arzneien kann auch bewirken, dass sie schlechter wirken. Wenn Sie erwarten, dass etwas funktioniert, geschieht das. Wenn Sie aber davon ausgehen, dass eine pharmazeutische Versorgung die Heilung herbeiführt, oder sie als eine Art Zauberstab ansehen, mit dem Sie auf wundersame Weise all Ihre Leiden lösen können, könnte das die Motivation untergraben, all die anderen Dinge außer der Medizin zu unternehmen, die Ihnen helfen könnten. Sie nehmen doch schon eine Wunderpille, wozu also noch trainieren und sich gesund ernähren? In diesem Fall machen Sie vielleicht zwei Schritte nach vorn durch die Medizin, aber auch einen Schritt zurück aufgrund der trägen Gesundheitsgewohnheiten. Früher misstraute man den Medikamenten und unternahm alles andere, was möglich war, um gesund zu sein, wodurch die Menschen, die die Medikamente einnahmen, insgesamt gesünder waren und die Wirkung der Medikamente scheinbar verstärkt wurde.

Die Botschaft für Sie ist heute Abend, während Sie nach Ihren Medikamenten greifen, dass es auf dem Markt wunderbare Produkte gibt, die die Heilung Ihres Körpers und Ihres Geistes fördern und diesen Zustand auf erstaunliche Weise aufrechterhalten können. Vergessen Sie aber nicht all die *anderen* Dinge, die Sie tun könnten und wahrscheinlich auch sollten. An eine Pille zu glauben wird ihre Wirkung unterstützen, ob es nun die richtige ist oder nicht. Daran zu glauben, dass eine Pille alles ist, was Sie brauchen, kann jedoch das Ausmaß Ihres Wohlbefindens an eine unvollkommene Chemikalie koppeln.

Steinheilkunde

Höchste Zeit, damit aufzuhören, die Steinheilkunde und die Kraft von Magnet-Armbanduhren niederzumachen. Wenn Sie glauben, dass etwas funktionieren wird, wird es das wahrscheinlich auch. Kümmert es Sie wirklich, ob Sie sich aufgrund der Kraft eines Kristalls oder der Kraft Ihres Geistes besser fühlen? Suchen Sie sich diese Woche etwas, an das Sie glauben, und probieren Sie es aus. Was zählt, ist die subjektive Erfahrung, die Ihr Gehirn für Ihren Körper erzeugt. (Und nicht die seltsamen Blicke, die Sie ernten, wenn Sie einen Helm aus Alufolie tragen.)

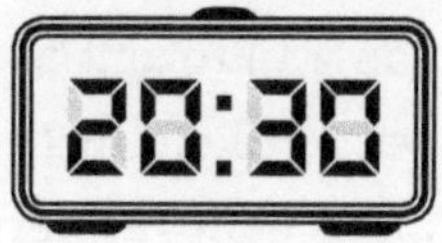

DIE TECHNIK FRISST IHR GEHIRN

Geben Sie es zu: Ist dieses Buch im Augenblick Ihre zweite Quelle des Medienkonsums? Welche ist die erste? Ein Smartphone? Ein Tablet? Etwa eine dieser altmodischen Erfindungen, die man Farbfernseher nennt? Wenn ja, wird Ihr Gehirn ebenso sicher lebendig aufgefressen, als wären Sie ein namenloser Nebendarsteller in einem Zombie-Streifen aus den 1970ern.

Apropos Farbfernseher: Im Jahr 2011 wurde in einem Artikel in der Zeitschrift *Dreaming* eine interessante Funktion der Träume von 2.077 im Jahr 1993 befragten Personen und von weiteren 1.328 Personen, die 2009 befragt wurden, beschrieben. Dabei ging es darum, ob Menschen in Farbe träumen. Insgesamt gesehen träumten jüngere Menschen farbig – 80 Prozent gegenüber lediglich 20 Prozent im Alter von 60 Jahren. Das ist enorm: Wie es scheint, ist das Träumen in Farbe eine Fähigkeit junger Gehirne.

Das Interessante folgt allerdings erst: Von 1993 bis 2009 erhöhte sich das Farbträumen *ausschließlich bei Menschen in ihren 20ern, 30ern und 40ern.* Das bedeutet, aus irgendeinem Grund wurden mehr junge Farbträumer in das System gepumpt. Um das Warum zu ergründen, müssen wir 30 Jahre zurückgehen. Von 1964 bis 1978, also in den prägenden Jahren dieser neuartigen Farbträumer, wuchs der Prozentsatz der Haushalte mit einem Farbfernseher von 3,1 Prozent auf 78 Prozent. Die wissenschaftlichen Autoren des Artikels in *Dreaming* schreiben die Fähigkeit des Farbträumens dem Farbfernsehen und nicht dem jungen Alter zu. Es ist ungewiss, zu wie viel Prozent diese Farbträume sich konkret auf *Der weiße Hai* und *Kinder des Zorns* bezogen. Eindeutig ist hingegen, dass die Technik über ein durchaus reales Potenzial verfügt, das Gehirn zu verändern – Wer hätte das gedacht! Der Farbfernseher verändert die Beschaffenheit Ihrer *Träume*.

Darüber hinaus beraubt uns die Technik unseres Schlafes. Als Thomas Edison die Glühlampe erfand, entband er die Menschheit für immer vom Rhythmus von Tag und Nacht. Ihr Verstand kann dem Schlaf-Wach-Rhythmus eine lange Nase zeigen, nur Ihr sechster Sinn hat das noch nicht verstanden – er will immer noch schlafen gehen, wenn es dunkel ist, und wach sein, wenn es hell ist. Eigentlich sollte es um die Schlafenszeit herum, wenn wir uns am Abend entspannen, dunkler werden. Wenn Sie hingegen auf einem Tablet lesen, ist das nicht zwingend so (und wenn Sie anstatt zu lesen eine Adrenalin ausschüttende App spielen, fährt Ihr Körper auch nicht herunter). Die chemische Substanz Melatonin bewirkt, dass Sie schlafen können. Wenn es in der Welt dämmert, schüttet das Gehirn Melatonin aus und man wird schläfrig. Bleibt nun die Welt hell, unabhängig von der Tageszeit, befehlen Ihre Augen Ihrem Gehirn, weniger Melatonin zu produzieren, wodurch es schwieriger wird, in den Schlaf zu finden. In einem Artikel für CNN empfiehlt Mariana Figueiro, Leiterin des Lighting Research Center am Rensselaer Polytechnic Institute, im Bett Sonnenbrillen mit orangefarbenen Gläsern zu tragen, wenn man auf einem iPad liest, da die farbigen Linsen das blaue Licht herausfiltern, auf das Ihre Augen besonders sensibel reagieren. (Das bewerten wir mit einem „Möglich".)

Selbst außerhalb der gedächtnisvernichtenden Auswirkungen des Schlafmangels rottet die Technik Ihre Fähigkeit aus, sich an Fakten zu erinnern. Im Jahr 2007 bat Ian Robertson, Direktor des Trinity College Institute of Neuroscience in Dublin, 3.000 Personen, sich an grundlegende personenbezogene Daten zu erinnern: ihre Telefonnummer, ihre Privatadresse und den Geburtstag eines Verwandten. Da wir alle wissen, dass Ältere sich mit dem Erinnern etwas schwertun, sind wir mit ihnen etwas nachsichtig. Dabei war das überhaupt nicht nötig: 87 Prozent der Personen über 50 konnten sich an den Geburtstag eines Verwandten erinnern; aber weniger als 40 Prozent der unter 30-Jährigen schafften dasselbe. Ein Drittel der Personen in ihren Zwanzigern konnte sich nicht an die eigene Telefonnummer erinnern und musste in einem digitalen Gerät nachsehen. Und das 2007, Leute!

Und wenn man dann die grundlegenden Informationen, die einen mit anderen Menschen verbinden, vergisst, kümmert sich Google um den Rest. Eine Reihe von Studien, die in der Zeitschrift *Science* veröffentlicht wurden, belegt, dass unsere Gehirne, wenn sie vor einer schwierigen Gedächtnisaufgabe stehen, heute dazu neigen, an Computer zu denken, anstatt sofort in den Tiefen unseres Gedächtnisses nachzuforschen. Unser erster Gedanke ist nicht: „Mensch, ich frage mich, ob ich mich an den Namen des Schauspielers erinnere, der mir auf der Zunge liegt." Vielmehr denken wir: „Mensch, ich suche bei Google nach dem Nachnamen des Schauspielers, der mir auf der Zunge liegt." Und wenn man weiß, dass es einen Weg gibt, später an die Informationen heranzukommen, erlaubt man seinem Gehirn, sie zu vergessen. Das ist uns im Zusammenhang mit Listen schon seit Jahren bekannt – die Einkaufsliste zu schreiben lässt Sie vergessen, was draufsteht. Und Google funktioniert wie eine große kulturelle Einkaufsliste. Da alles aufgeführt ist, dürfen Sie alles vergessen.

Der *Science*-Artikel vergleicht die technologieunterstützte Erinnerung mit einer Neuroprothese – mit der Krücke eines künstlichen Anhängsels, auf das Sie sich als Ersatz für eine Funktion verlassen können, die Sie verloren haben. Mit der Zeit bewirkt das Tragen eines Korsetts, dass man die Kraft in der Körpermitte verliert; und so kann die Unterstützung durch Google mit der Zeit bewirken, dass Ihr Gedächtnis gleichermaßen erschlafft.

Die Frage ist nicht, ob Technologie das menschliche Gehirn verändert hat und weiter verändern wird, sondern ob es unsere Gehirne auf insgesamt vorteilhafte oder nachteilige Art verändert. Muss man wirklich Gehirnkapazität aufbringen, um sich an die Namen der US-Präsidenten zu erinnern, wenn man sie einfach nachschlagen kann? Könnte die Gehirnkapazität, die in vergangenen Jahren für die Erinnerung an Landeshauptstädte und Geburtstage von Verwandten aufgebracht worden wäre, für Aufgaben wie Kreativität und Einsicht umfunktioniert werden? Und könnte die Beeinträchtigung unseres Schlafes aufgrund von hellen Tablets die Schlafvorteile wert sein, wenn man keinen Partner auf der anderen Seite des Bettes hat, der den eigenen Schlaf mit einer hellen Nachttischlampe belastet? Ehrlich gesagt, noch ist das alles zu neu, um etwas sagen zu können. Wenn möglich, vergessen Sie diese Frage nach den Auswirkungen der Technik nicht, und wir kommen in 20 oder 50 Jahren noch mal darauf zurück ... das heißt, falls Sie sich daran erinnern können.

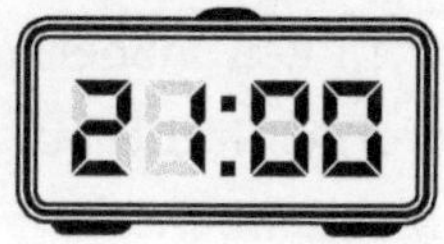

WARUM SIE MIT DEM LESEN AUFHÖREN UND SCHLAFEN SOLLTEN

Und da wären wir wieder, eingekuschelt im Bett. Es war ein ganz schön anstrengender Tag, für Ihren Körper, Ihr Gehirn und für das System, das die beiden miteinander verbindet. Haben Sie heute Ihrem Gehirn Gutes getan? Schlechtes? Hat Ihr Gehirn Ihnen Gutes getan, Ihnen dabei geholfen, Entscheidungen zu treffen, Gedanken nachzuhängen und Maßnahmen zu ergreifen, die Sie im Rückblick stolz machen? Haben Sie sich konzentriert, der Versuchung widerstanden, Probleme gelöst, sich an die Dinge erinnert, an die Sie sich erinnern mussten, sich gut mit anderen verstanden, dabei geholfen, die Gehirne der Menschen in Ihrem Umfeld wachsen zu lassen? Waren Sie im Allgemeinen mehr glücklich als traurig, oder blieben Sie wenigstens zuversichtlich und optimistisch, selbst angesichts schlechter Stimmungen? Können Sie insgesamt gesehen das muntere Knistern Ihrer grauen Substanz spüren, das ein Zeichen für einen ausgefüllten Tag ist?

Keine Sorge: Morgen bekommen Sie eine weitere Chance dazu.

Und zwischen dem Hier und Jetzt und dem Morgen liegt die ungestörte Nachtruhe. Die scheint allerdings kontraproduktiv zu sein: Denken Sie nur einmal, was man alles erledigen könnte, wenn man aufbliebe! Trotzdem: Das ist es nicht wert. Und hier kommt der Grund:

In den 1960er-Jahren, als es Wissenschaftlern noch erlaubt war, 38 Nächte lang Nadeln in Menschen einzuführen und ihnen Medikamente wie Phenobarbital zu verabreichen, stellte eine Studie der Washington University School of Medicine fest, dass die Ausschüttung des Wachstumshormons während der Tiefschlafphase einen Spitzenwert erreicht. Dieses Hormon, das im Profisport häufig missbraucht wird, vergrößert die Muskelmasse und die Proteinsynthese und stimuliert das Immunsystem (unter anderem). Wer natürliches humanes Wachstumshormon haben will, sollte sich eine ungestörte Nachtruhe gönnen – denn es ist eine Aufgabe des Schlafes, das zu wiederaufzubauen, was Sie über den Tag hinweg abgebaut haben.

Über den Schlaf kann sich das Gehirn auch vom chemischen Botenstoff Adenosin befreien, der ein Nebenprodukt der Neuronenfunktion ist. Beim Denken und Handeln steigt das Adenosin an, während des Schlafes nimmt es ab. Tatsächlich konnte nachgewiesen werden, dass der Anstieg von Adenosin ein Signal ist, das das Gehirn schläfrig macht; und die belebende Wirkung von Koffein ist zum Teil der Fähigkeit des Moleküls geschuldet, die Wirkung von Adenosin im Gehirn zu blockieren. Je länger Sie aufbleiben, desto länger schmoren Sie in Ihrem eigenen Adenosin, was Ihr Gehirn irgendwann in eine saure Masse verwandelt.

Auch der Schönheitsschlaf ist echt. Wissenschaftler in Stockholm fotografierten Personen nach einer normalen Nachtruhe und wieder nach 31 Stunden Wachsein. Anschließend ließen sie 65 nicht ausgebildete Personen die Attraktivität der Menschen auf den Fotos bewerten. Trotz gleicher Kleidung und Pflege wurden die Bilder der unter Schlafmangel leidenden Personen im Vergleich zu den Fotos derselben Personen, nachdem sie geschlafen hatten, als weniger gesund, weniger attraktiv und müder bewertet.

Der abschließende Vorteil von Schlaf ist etwas, das Sie vermutlich schon gehört haben: Schlaf hilft Ihnen, Ihr Gedächtnis zu festigen. Die aktuelle Forschung konnte jedoch zeigen, dass die Gedächtniskonsolidierung beim Schlafen über die Vorstellung, Erinnerungen auf effizientere Art zu verpacken, hinausgeht. Schlaf kann die allgemeine plastische Fähigkeit des Gehirns fördern – sich neuen Stimuli anzupassen und selbst zu transformieren –, wobei ein effizienteres Gedächtnis ein Nebenprodukt dieses Umbaus auf Meta-Ebene ist, der über Nacht vonstattengeht. Dies sieht man sehr gut an den Gehirnen von Menschen, die Maschinenschreiben lernen: Personen, die nach Tippübungen acht Stunden schliefen und anschließend einen Maschinenschreibtest machten, schnitten sehr viel besser ab als Personen, die dasselbe Training absolvierten und anschließend acht Stunden lang wach blieben.

Von visuellem Lernen über emotionales Lernen bis hin zu den traditionellen Definitionen von Gedächtnis – der Schlaf ermöglicht dem Gehirn, sich selbst so zu verändern, dass Ihr Bedarf optimiert und das Unnötige losgelassen wird. Im Grunde ist Schlaf die Zeit, in der das Gehirn den Großteil des Umbaus erledigt, der vonnöten ist, damit der morgige Tag anders wird als der heutige.

Also, löschen Sie das Licht. Schalten Sie die Technik ab. Lassen Sie den Stress und den Umtrieb des Tages los – all die Dinge, die Sie heute hätten erledigen sollen oder nicht, und auch all die Dinge, die Sie morgen erledigen sollten oder nicht – und gönnen Sie sich eine erholsame Nachtruhe. Ihr Gehirn wird es Ihnen danken.

Verzeihen Sie sich, wenn Sie einschlafen

Wenn Sie einschlafen wollen, vergeben Sie sich selbst. Als Wissenschaftler die Strategien zur Gedankenkontrolle von 406 College-Studenten untersuchten, stellten sie fest, dass es besser funktioniert, sich von unangenehmen Gedanken zugusten von angenehmeren zu lösen, anstatt negative Gedanken zu kontrollieren zu versuchen, indem Sie sich über sie ärgern. Werden Sie im Augenblick von Reue oder Fehlern oder Sorgen oder Ängsten wachgehalten, dann schämen Sie sich nicht. Versuchen Sie, sich von diesen unerfreulichen Gedanken zu lösen und freundlichere Erinnerungen und Hoffnungen hervorzurufen, die Ihnen dabei helfen können, Ihre Sorgen mitsamt Ihrem Gehirn zum Einschlafen zu bringen.